Nursing Canvas Book

2

看護過程の解体新書

[執筆] 石川ふみよ
上智大学総合人間科学部
看護学科 成人看護学 教授

Gakken

はじめに

　臨地実習では，データベース（対象者をとらえる切り口）は異なるにしても，多くの領域で，看護過程を展開していると思います．

　実習での最大の悩みは，看護過程の展開とその記録だといわれています．実際に，臨地実習がうまくいっていない学生の中には，看護過程展開のアウトラインや，記録の仕方がわかっていないまま，盲目的に進めようとしている人もいます．そうした様子を見ると，決して，努力していないわけではないのがよく伝わってきます．

　一方，各領域の実習を担当する教員は，記録の書き方や内容に関する細かな指導よりも，担当した患者さんを深く理解し，適切なケアを提供することについてアドバイスし，ディスカッションしたいと思っています．

　もちろん，実習を通して，看護過程やその記録に関する学習は深まっていきますが，記録物に翻弄されずに，各実習での目的を果たせるよう，ぜひ，この機会に看護過程を理解しましょう．

　それにより実習が楽しくなり，患者さんやご家族に適切なケアを提供できれば，自分自身の自信と喜びにつながります．

2015年2月

石川 ふみよ

看護過程の解体新書

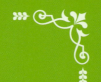

Contents

はじめに …… 3

第1章 看護過程ってどういうもの？ 何のために必要なの？　7

基礎教育の看護過程
なぜ看護学生は，看護過程を学習しなくてはいけないの？ …… 9

臨床の看護過程
卒業後，現場で求められる看護過程ってどういうもの？ …… 10

看護過程の考え方
「問題解決法」ってどういうこと？ …… 12

看護過程の構成要素
なぜ看護師の看護計画を書き写してはいけないの？ …… 13

看護過程の実践
看護の目標，問題ってどういうもの？ …… 16

第2章 アセスメントはどうやってするの？
その❶ 情報収集って？　19

情報収集の目的
看護師は情報をどのように使っているの？ …… 21

情報収集の枠組み
効果的に情報収集をするにはどうしたらいい？ …… 22

情報の種類と収集方法
「主観的情報」「客観的情報」って何？ …… 31

情報の記録・報告
患者さんの言葉をそのまま記録したほうがいいの？ …… 34

クリティカルシンキング能力を高めるために
情報を取捨選択するときの注意点は？ …… 34

第3章 アセスメントはどうやってするの？
その❷ 情報の解釈・判断って？ 37

解釈・判断すべきことがら（アセスメントの視点の答え）
　解釈・判断（アセスメント）の欄には何を書けばいいの？ ……………………… 39

解釈・判断記載時の注意点
　解釈・判断を書く際に気をつけたいことは？ ………………………………… 41

解釈・判断の実践方法
　解釈・判断を練習してみよう！ ………………………………………………… 42

適正な解釈・判断
　クリティカルシンキングって？ ………………………………………………… 47

第4章 問題点の抽出（診断）ってどういうこと？ 51

問題点の抽出
　問題点はどこから・どのようにして抽出するの？ …………………………… 53

健康問題の種類
　患者さんの健康問題には，どのような種類があるの？ ……………………… 54

看護上の問題の種類
　「顕在的な問題」「潜在的な問題」って具体的にどういうこと？ …………… 56

問題点を示す方法
　問題点はどのような言葉で表現したらいいの？ ……………………………… 57

クリティカルシンキング
　問題点を正しく抽出するにはどうしたらいい？ ……………………………… 63

第5章 看護計画の立案ってどうするの？ 65

目標（Goal）の設定
　目標はどんなふうに立てたらいいの？ ………………………………………… 67

期待される成果（Outcome）の設定
　「期待される成果」は「目標」とどう違うの？ ………………………………… 68

具体策の策定
　O-P，T-P，E-Pって？ ………………………………………………………… 70

NOC-NICのリンケージ
　NOC（看護成果分類）とNIC（看護介入分類）ってどう使うの？ ………… 72

標準看護計画の適用
　クリティカル・パスを適用している患者さんの看護計画は？ ……………… 76

クリティカルシンキング
　看護計画が適正かどうかを判断するには？ …………………………………… 76

第6章　実施（記録）で気をつけることって？　79

実施前の判断
看護計画を実施する前に確認することは？ ………………………………… 81

患者さん・家族の状態に合わせた実施
看護計画に修正が必要となるのはどんなとき？ ………………………… 82

安全・安楽で効果的な実施
実施するときに意識すべきことって？ …………………………………… 83

実際の運用
いつ，何を，どのように実施する？ ……………………………………… 84

記録の書き方
記録を書くときの注意点って？ …………………………………………… 86

クリティカルシンキング
看護計画が適切かどうか検討するにはどうしたらいい？ ……………… 90

第7章　評価ってどんなふうにするの？　93

実施方法の評価
行った援助が適切であったかどうかは，どのように評価するの？ …………… 95

状態の変化の評価
患者さん・家族の状態が変化していく場合，どのように評価するの？ ……… 95

看護過程全体の評価
看護過程全体を評価するにはどう考えたらいいの？ …………………… 97

行った援助の効果
行った援助がどのように効果的だったかについて明確にするにはどうしたらいい？ … 100

退院・転院時の評価
看護サマリーって何？　どんなことを書くの？ ………………………… 101

クリティカルシンキング
評価が正しいかどうかはどのように考えるの？ ………………………… 101

応用編　事例展開をしてみよう！　104

索引 …………………………………………………………………… 118

編集担当：Nursing Canvas編集室
本文デザイン・DTP：（株）サンビジネス
表紙・本文イラスト：サトウコウタ

第1章

看護過程ってどういうもの？何のために必要なの？

- ◆ 基礎教育の看護過程
- ◆ 臨床の看護過程
- ◆ 看護過程の考え方
- ◆ 看護過程の構成要素
- ◆ 看護過程の実践

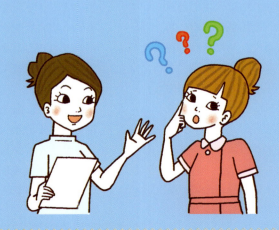

第1章 「看護過程の概要の理解」の 目標

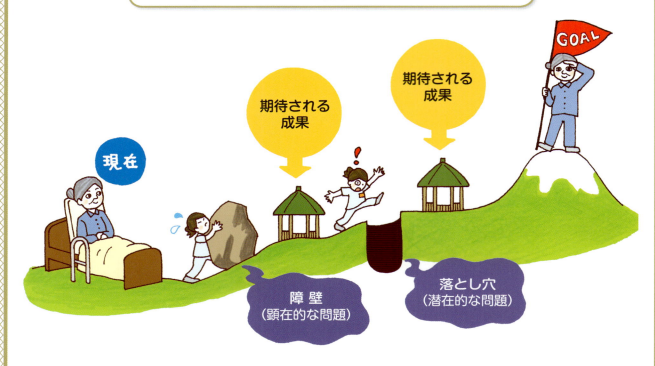

　看護基礎教育（看護師養成所における教育）を受けている学生にとって，看護過程は，多くの知識を統合させなければならないために，難易度の高い学習内容であることが指摘されています．さらに，臨床現場に対応するため，看護基礎教育においても，標準看護実践用語を取り入れた看護過程の学習を行う教育機関も多いようです．ただでさえ難しいのに，聞きなれない用語をなにがしかのルールに従って使いこなすというのは，至難の業でしょう．しかし，看護過程を展開する臨地実習をクリアすることは，就職してから困らないようにすることにつながります．

　新しいことを学習するときには，はじめに概要をとらえ，次に1つずつ細かくみていくことがコツだと思います．生後間もなく視力を失った方に形のあるものを教えるとき，自動車などの大きな物はミニチュアを手で触れて全体像をつかんでもらい，次に，実物をミニチュアと関連づけながら触れてもらうと理解されやすいということを，視覚障害者の教育に携わっている先生から聞いたことがあります．

　本書では，臨地実習でどのように看護過程を展開していくのか，その基礎となる知識についてわかりやすく解説していきます．本章では，まず看護過程の概要を理解し，次章から1つひとつの構成要素を理解できるようにしていきましょう．

基礎教育の看護過程
なぜ看護学生は，看護過程を学習しなくてはいけないの？

看護師国家試験の受験資格を得るためには，所定のカリキュラムを修める必要があります．その中に，臨地実習という教育内容があり，保健師助産師看護師学校養成所指定規則では全部で23単位の修得が必要とされています（表1）．

実習科目は1単位を45時間とカウントするので，1コマ（2時間）で行うとすると，1単位の実習はおよそ1週間となります．

臨地実習は，講義や演習などで学んだ知識や技術をもとに，より実際的で個別的な看護を学習するものです．臨地実習時には，対象者（多くの実習では『受け持ち患者とその家族』ということになります）をよく理解し，対象者の抱えている問題や課題を探り，解決や目標達成に向けて支援していく過程を踏むという学習方法がしばしば用いられます．この方法を「看護過程の展開」といいます．

「看護過程を展開できる」ということが，実習目的や実習目標に示されていることもあります．看護過程の展開では，学内で学んだ理論を対象者の理解や援助に適用したり，対象者に生じている具体的な事象をまとめたりすることにより，抽象的な概念を理解していきます．「看護過程」を学習する目的は，卒業後に，看護職として現場で求められる能力の育成にほかなりません．

表1　指定規則で示されている実習科目と単位数

実習科目の内容	単位数
基礎看護学	3
成人看護学	6
老年看護学	4
小児看護学	2
母性看護学	2
精神看護学	2
在宅看護論	2
看護の統合と実践	2
計	23

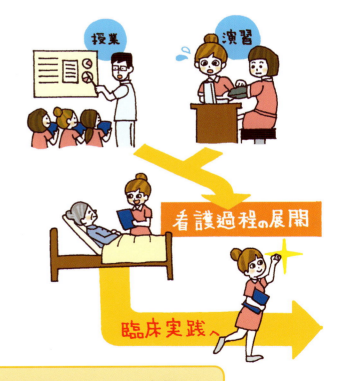

要点 1
看護過程は，将来，臨床で看護を行う能力を身につけるために必須です．

臨床の看護過程

卒業後，現場で求められる看護過程ってどういうもの？

病院や在宅医療などの臨床現場において，対象者への援助は，必ずしもすべてが対象者の問題（課題）を見極め，それを改善したり目標を達成したりできるように援助する方法をとるわけではありません．

しかし，臨床現場において「看護過程」は次のような理由から必須であるといえます．

看護過程は「質の高い看護を提供するための基盤」
（米国）

米国において看護過程は，免許取得の資格試験の基礎となっています．また，米国看護師資格認定センター（American Nurses Credentialing Center：ANCC）からマグネット・ホスピタルとして認定される（『マグネット・ファシリティ』という称号が与えられる）ために，すべての看護師が看護過程の各段階を熟知している必要があることが示されています[1]．

マグネット・ホスピタルは，「高い職務満足を示し，良質のケアを提供できる看護師を引きつけ，定着させている病院」[2]と訳されています．質の高い看護を提供できる看護師が就職を希望し，やりがいを感じて辞めずに働くことのできる病院，いわゆる優良病院のことです．

「看護業務基準」に定められた看護実践方法
（日本看護協会）

わが国においても，日本看護協会が示している「看護業務基準」[3]には，看護実践の方法として「系統的アプローチを通して個別的な実践を行う」という項目があります．その内容は，「看護を必要とする人に個別的な看護を提供するため，看護職は療養生活支援の専門家として，健康状態や生活環境を査定し，支援を必要とする内容を明らかにし，計画立案，実行，評価を行う．この一連の過程は，健康状態や生活環境の変化に敏速かつ柔軟に対応するも

のであり，よりよい状態への支援を行うために適宜見直しが行われなければならない」と記されています．

看護業務基準は，すべての看護職に共通する行動指針であり，実践評価のための枠組みとなるものです．その中で，看護過程は実践方法として示されているというわけです．

「看護の目標を達成する思考過程の筋道」
（日本看護科学学会『看護学を構成する重要な用語集』）

「看護過程」は，日本看護科学学会看護学学術用語検討委員会の「看護学を構成する重要な用語集」（平成23年6月24日）[4]において，「看護の知識体系と経験に基づいて，人々の健康上の問題を見極め，最適かつ個別的な看護を提供するための組織的・系統的な看護実践方法の1つであり，看護理論や看護モデルを看護実践へつなぐ方法である」と定義されています．

また，「対人的援助関係の過程を基盤として，看護の目標を達成するための科学的な問題解決法を応用した思考過程の筋道である」と結ばれています．

以上のことをまとめると，看護過程を用いる主な目的は，「個別的な看護を提供するため」であり，その方法は「問題解決法を応用した組織的・系統的なアプローチ」ということになります．そして，それは「患者のQOLの向上，看護師の思考の発展や結果に対する満足感を得る」ことにつながるものであるといえます．

これだけ読んでいると，看護過程が適切に展開できれば，対象者も看護師も病院などの組織も利益を得られるという印象をもちますね．また，看護学生にとって，看護過程を展開できるようになることは卒業要件（養成所を卒業するのに必要な条件）ともいえますね．

QOL：quality of life，生活の質

第1章 看護過程ってどういうもの？何のために必要なの？

要点 2

看護過程とは，個別的な看護を提供するためのアプローチであり，患者さんのQOL向上や看護師の思考発展につながるものです．

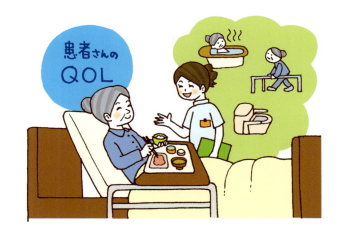

Keyword
NANDA-I，NOC，NIC

臨床，とくに病院においては，医療情報の電子化によって看護記録も電子カルテで行われるようになってきています．看護部門に電子カルテを導入している半数以上の病院が，標準看護実践用語の1つとして北米看護診断協会，のちにNANDAインターナショナル（NANDA-I：North American Nursing Diagnosis Association International）[5]による看護診断ラベルを用いているようです．

また，最近は，併せて看護成果分類（NOC：Nursing Outcomes Classification）[6]や看護介入分類（NIC：Nursing Interventions Classification）[7]を用いている病院も増えてきたようです．

NANDA-I看護診断を用いて看護上の問題を表した後，成果目標の設定はNOCを用いて行い，成果目標に到達するための介入はNICを用いて行い，介入した結果はNOCを用いて評価するという流れになります．

これらの使用にあたっては，用語を十分に理解するとともに，看護診断を導く情報収集，アセスメント，全体像を把握する（アセスメントを統合する）能力，そして導き出された問題と看護計画の一貫性を保持できるように思考する能力が不可欠となります．

■ NANDA-I看護診断
T. H. ハードマン編，上鶴重美訳：NANDA-I看護診断―定義と分類 2018-2020. 医学書院，2018.

NANDA-I看護診断は，看護問題を分類したものです．1973年に開催された第1回全米看護診断分類会議（National Conference on the Classification of Nursing Diagnoses）で34の看護診断が採択されてから，実に40年を経て，244の診断ラベルが採択されています．

■ 看護成果分類（NOC）
S. ムアヘッドほか編：看護成果分類（NOC）―成果測定のための指標・測定尺度．原著第5版（黒田裕子，社会福祉法人 聖隷福祉事業団 総合病院 聖隷浜松病院 看護部），エルゼビア・ジャパン，2015.

NOCは，看護介入の結果を評価する際の標準化された分類です．NOCは看護介入により生じる対象者の状態・状況を示します．ベースライン（たとえば入院時）との変化を評価することのできる対象者には，当初からNOCで示されている「成果」と「指標」を目標として使用することができました．

■ 看護介入分類（NIC）
G. M. ブレチェク編：看護介入分類（NIC）．原書第6版（中木高夫，黒田裕子訳），南江堂，2015.

NICは，看護師が実践する介入の，包括的で標準化された分類です．いわゆる具体策の部分が標準化されているということです．

看護過程の考え方

「問題解決法」ってどういうこと？

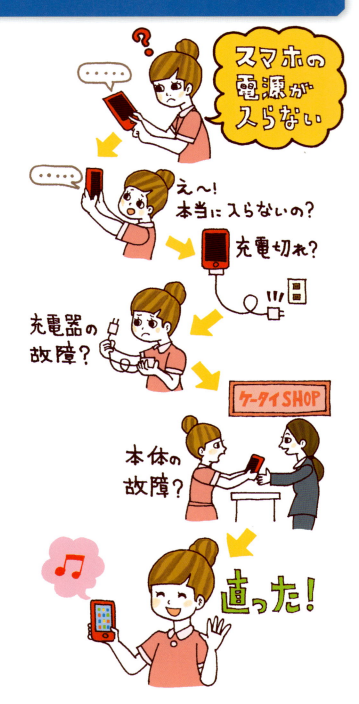

　前述の「看護学を構成する重要な用語集」[4]において，看護過程は「問題解決法を応用した思考過程の筋道」と示されています．誰しも，何らかの問題解決をしながら日々の生活を送っているので，特別なことではないと思いますが，改めて「問題解決」とはどのようなことなのか，考えてみましょう．

　たとえば，「スマートフォンの電源が入らない」ことが生じたとします．「えーっ？　本当に電源が入らないの？」と，電源が入らない状況を確認します．次に「なんで？」「充電切れ？」「故障？」と思い当たる理由を考え，充電器につないで電源が入るか確かめます．それでダメな場合は，充電器がコンセントに正しくささっているか，充電器が故障していないか確認します．いろいろ試みてもダメな場合は修理に出し，修理後，電源が入るようになったことを確認します．

　このように，問題が認識された時点で問題状況を確認し，解決に向けて考えたことを実行し，結果，解決にいたることを問題解決といいます．

　辰野は[8]問題解決を「目的や目標が分かっているにもかかわらず，それに到達するための手段や方法の分からない問題場面・課題場面において，そこに含まれるいろいろの条件を考え出し，その条件間の関係を整理し関係づけることによって，1つの解決方法をみつけ出す働き」と定義しています．

　問題解決の段階は，表2のように論者により多少表現は異なりますが，問題と認識し，問題を明確にするために，解決に必要な情報を収集するという順となります．

第1章 看護過程ってどういうもの？何のために必要なの？

表2　問題解決の段階

デューイ	ワラス
①問題に気づく ②問題を明らかにする ③仮説（解き方）を提案する ④仮説の意味を推論する ⑤仮説を検討する	①問題を定義し，解決に必要な情報を集める ②問題について意識下の水準で考える ③問題の解決について突然の洞察をもつ ④解決が正しいかどうか確かめる

ポリア	ブランスフォードら
①問題を理解する ②計画を立てる ③計画を実行する ④解決が正しいか振り返る	I：問題を見分ける(Identify) D：問題を定義し(Define)表現する E：可能な方略を探求する(Explore) A：方略に基づいて行動する(Act) L：振り返り(Look back)自分の活動の効果を評価する

要点3

問題を解決するためには，まず，問題を明確にし，解決するために必要な情報を収集する必要があります．

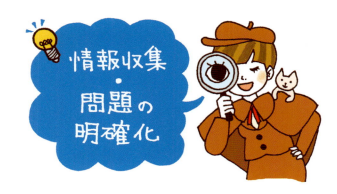

情報収集・問題の明確化

看護過程の構成要素

なぜ看護師の看護計画を書き写してはいけないの？

　看護過程の場合は，対象者の健康状態に関するデータを継続的に収集し，健康問題を明らかにしたり，予測したりするところから始まります．「問題があるのか？」「何が問題なのか？」というところから始まるという点で違いがあります．

　もちろん，受け持ち患者が「急にお腹が痛くなりました」と訴えてきた場合など，何らかの問題があると認識するところからスタートすることもあります．

　看護過程は，「情報収集」「情報の分析・解釈」「問題抽出」「計画」「実施」「評価」の6つの要素で構成されます．「情報収集＋情報の分析・解釈」を「アセスメント」としている書籍や，「情報の分析・解釈」を「アセスメント」としている書籍もあります．また，「問題抽出」を「診断」または「看護診断」としている書籍もあります．区分や名称に多少の違いはあっても，この手順を踏むことが必要です．

　さきほど，看護過程は「問題解決法を応用した組織的・系統的なアプローチ」と記しました．広辞苑では，「組織的」は「個々のものが一定の系統に従っていること」，「系統」は「順を追って並びまたは続いて統一のあること」となっています．順を追ってこそ適切なアプローチができるということです．

　臨地実習で学生の様子を見ていると，情報収集を始めた途端に看護師が立案した看護計画を写している学生を見かけることがあります．また，看護師が行っている援助は目に見えてわかりやすいためか，アセスメントが十分に行われなくても，先に見たこと聞いたことが看護計画となって提出されることもあります．これでは，意味をなしません．

　アルファロ(R. Alfaro-Lefevre)は著書「基本から学ぶ看護過程と看護診断」の中で，看護過程の構成要素とその循環を図1のように示しています．

看護過程の解体新書　13

図1 看護過程の構成要素とその関係

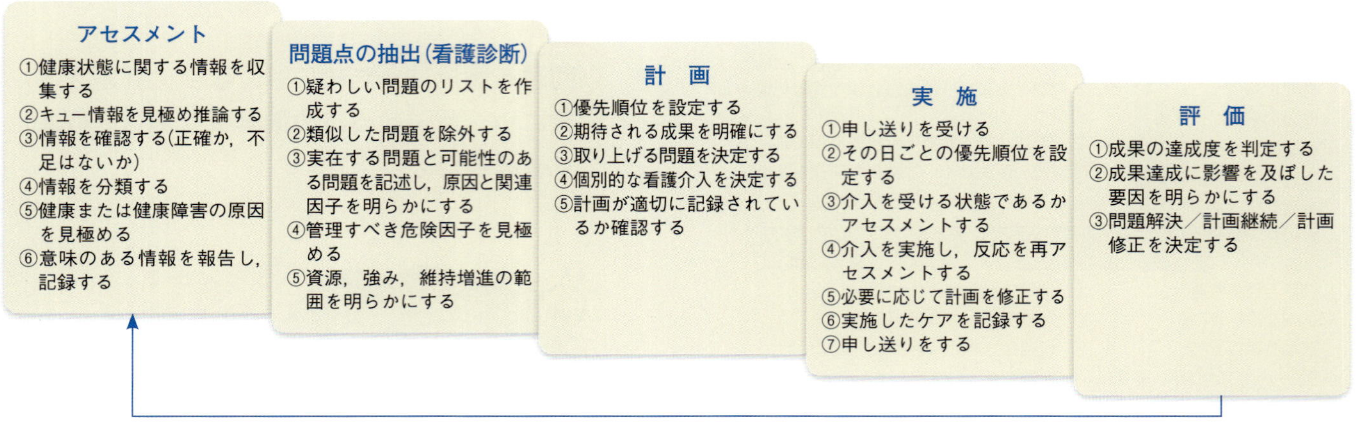

アセスメント
①健康状態に関する情報を収集する
②キュー情報を見極め推論する
③情報を確認する(正確か,不足はないか)
④情報を分類する
⑤健康または健康障害の原因を見極める
⑥意味のある情報を報告し,記録する

問題点の抽出(看護診断)
①疑わしい問題のリストを作成する
②類似した問題を除外する
③実在する問題と可能性のある問題を記述し,原因と関連因子を明らかにする
④管理すべき危険因子を見極める
⑤資源,強み,維持増進の範囲を明らかにする

計画
①優先順位を設定する
②期待される成果を明確にする
③取り上げる問題を決定する
④個別的な看護介入を決定する
⑤計画が適切に記録されているか確認する

実施
①申し送りを受ける
②その日ごとの優先順位を設定する
③介入を受ける状態であるかアセスメントする
④介入を実施し,反応を再アセスメントする
⑤必要に応じて計画を修正する
⑥実施したケアを記録する
⑦申し送りをする

評価
①成果の達成度を判定する
②成果達成に影響を及ぼした要因を明らかにする
③問題解決／計画継続／計画修正を決定する

R. アルファロ-ルフィーヴァ著：基本から学ぶ看護過程と看護診断,第7版(本郷久美子監訳),p.13,医学書院,2012.をもとに作成

　図1では看護過程の各段階が重なりあい,関連していることが示されています.また,アセスメントがいかに重要であるかが示されています.
　看護学生の場合は,アセスメントが適切でないとそれ以降がすべてずれていきます.首尾一貫したアプローチを行うためには,枠組みやモデルを用いることが効果的です.このために,看護理論を学習するのです.

Keyword クリティカルシンキング

　これまで述べてきた循環プロセスを適正にたどるためには,クリティカルシンキングが不可欠です.クリティカルシンキングは「批判的思考」と訳されますが,明確な定義はなく,それぞれの分野で異なるようです.
　宮元は「適切な根拠(事実,理論等)を基にし,妥当な推論過程を経て,結論・判断を導き出す思考過程,あるいは,所与の議論・主張について,その根拠や推論過程の適切さを吟味する思考過程である.また,その思考過程は,高度に意識的,主体的なものであることを特徴とする」と定義しています[9,10].また,右の表のような作業が必要であるとしています.
　(1)～(5)をみると,確かに,看護過程を展開する際に気をつけなければいけない内容であると思います.アルファロは,クリティカルシンキングの1つのツールとして看護過程を位置づけていますが,ほかの書籍では,看護過程にクリティカルシンキングを活用すると記されていて,位置づけは一定ではないようです.具体的に何をどうするかは,次章からの構成要素のところで示します.

■ クリティカルシンキング

(1) 「事実」と推論や解釈の結果である「意見」を区別すること
(2) 根拠としての「事実」が本当に信頼できる事実なのか,また,全体を代表した事実なのかを検討すること
(3) 「推論」は妥当な論理をふまえているか,ゆがんでいないか,また,ほかの説明の可能性はないかを検討すること
(4) 「結論」について,問題・目的からみた妥当性,現実性,有用性を検討すること
(5) これらの検討過程(思考プロセス)に対し,種々の心理的要因(思考のバイアスや,状況的要因等)が影響を及ぼしている可能性について自覚を持つこと

■ 看護過程の構成要素

1 情報収集，情報の解釈・判断（アセスメント）

対象者から，健康状態に関する情報を収集し，キュー情報（Cue data, 意味のある情報）を見出します．それが「正常なのか，異常なのか（検査データであれば基準値範囲内なのかどうか）」「通常の状態から逸脱していないか」「適正であるか，ないか」などと推論します．次に，複数のキュー情報を集めて「健康上の問題がある」「健康上の問題を生じる危険性がある」「健康を維持・増進するうえで強みがある」かどうかの仮説を立てます．

2 問題点の抽出（看護診断）

アセスメントで結論づけた仮説を，本当かどうか確認し，対象者の看護上の問題をその要因とともに明確化します．対象者が抱えている問題は，健康状態に関することばかりではありません．看護過程では，健康状態にかかわる問題を取りあげます．健康状態にかかわる問題でも，看護師が独自に判断して介入できることと，医師をはじめとするほかの医療職とともに取り組むことが必要な問題があります．また，それぞれに，実際に生じている問題と，今後生じることが予測される問題があるため，それらを区別します．対象者にとって十分でないことばかりを抽出するのではなく，対象者が使えそうな物的・人的資源や対象者の強み，自分で管理し，健康状態を維持増進できる部分も明らかにします．

3 計 画

問題を解決する，あるいは目標に到達するために計画を立案します．心不全で呼吸困難のある患者に対してファウラー位をとって酸素吸入を行うなど，緊急性が高い場合は，すぐに介入を始めます．介入によって期待される成果を設定し，どのように介入していくかを具体的に計画します．

4 実 施

計画した介入を実施します．対象者の状態は日々変化していくため，その日ごとの優先順位を見極めて，優先順位の高い問題から介入します．介入を行う前に，対象者が計画した介入を受けることができる状態であるのかを判断し，そのうえで実施します．介入中・介入後には介入による反応を観察し，行った介入が十分でない場合は，計画を修正します．

5 評 価

期待される成果に照らして，対象者の状態と介入効果を評価します．期待される成果に到達したかどうかと，達成に影響を及ぼした要因（阻害要因／促進要因）を明らかにします．成果が達成されていない場合は，計画を継続するか，追加・修正するのかを決めます．新たな問題が見つかった場合は，別に看護計画を立案するか，すでにある看護計画に追加を行います．評価には，すべての段階の検証を行うことも含まれます．

フィードバック

看護過程は，「情報収集」「情報の解釈・判断（アセスメント）」「問題抽出」「計画」「実施」「評価」の6つの要素が積み重なって構成されているため，この手順に沿って行う必要があります．

看護過程の実践

看護の目標，問題ってどういうもの？

図2，3に，看護過程の概要を示します．

対象者が何を希望し，何を目指すのかが目標です．希望するからといっても実現の可能性がないと目標にはなりません．現状をふまえて実現可能な目標を設定します．

目標に到達する道のりで「岩」のような障壁は実際に生じている問題となります．生じることが予測される問題は「落とし穴」にたとえるとわかりやすいでしょうか．障壁は「疼痛」「便秘」「不眠」などのように対象者自身にも自覚されやすいのですが，「感染の危険性」「出血の危険性」「皮膚損傷の危険性」といった落とし穴は，専門家でないと気づくことができません．

障壁を減らし，落とし穴に落ちないでゴールにたどり着けるように計画を立てて援助します．所々に休憩所を設け，たどってきた道のりを振り返り，その後どうするかを検討します．休憩所は期待される成果の評価日です．

これといった障壁や落とし穴が見当たらず，対象者が

図2 顕在的な問題，潜在的な問題がある場合

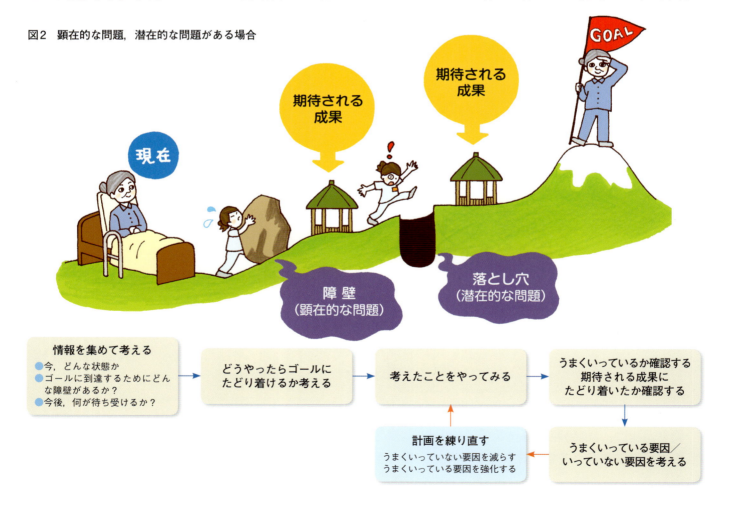

第1章 看護過程ってどういうもの？何のために必要なの？

図3 維持・増進する問題

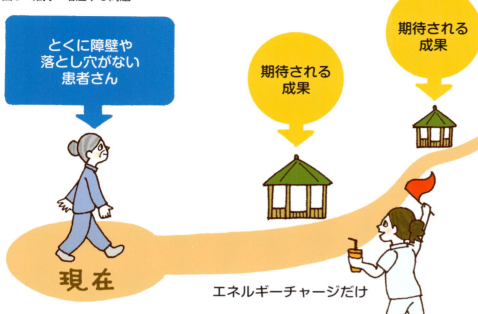

さらに良くしたいと希望する場合が図3です．エネルギーをチャージしてゴールを目指してもらいます．エネルギーは，実際には専門職による教育指導によって得た知識や技術になります．

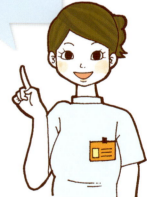

いかがでしたか．少しでも，看護過程の概要をつかむことができたでしょうか？次章では，「情報収集」について細かく見ていきましょう

要点5
目標は，患者さんの希望をふまえて実現可能なものを設定します．生じている問題のほか，予測される問題も回避して目標にたどり着けるよう計画を立てます．

引用・参考文献
1) R. アルファロ-ルフィーヴァ：基本から学ぶ看護過程と看護診断．第7版（本郷久美子監訳），p.13，医学書院，2012．
2) 増野園惠：看護におけるマグネティズムの概念分析．UH CNAS, RINCPC Bulletin：1(20), 1-14, 2013．
3) 日本看護協会編：看護業務基準（2006年度改訂版），日本看護協会，2006．https://www.nurse.or.jp/home/publication/pdf/2007/kangokijyun2006.pdf
4) 日本看護科学学会看護学学術用語検討委員会：看護学を構成する重要な用語集．平成23年6月24日．http://jans.umin.ac.jp/naiyo/pdf/terms_120604.pdf．
5) T. H. ハードマン編，上鶴重美編訳：NANDA-I看護診断―定義と分類2018-2020．医学書院，2018．
6) S. ムアヘッドほか編：看護成果分類（NOC）―看護ケアを評価するための指標・測定尺度．第4版（江本愛子監訳），医学書院，2010．
7) G. M. ブレチェク：看護介入分類（NIC）．原書第5版（中木高夫，黒田裕子訳），南江堂，2009．
8) 辰野千壽：学習方略の心理学．p.97，図書文化，1997．
9) 道田泰司・宮元博章著，秋月りす漫画：クリティカル進化論―『OL進化論』で学ぶ思考の技法．北大路書房，1999．
10) 宮元博章：クリティカル・シンキングとは何か？どうやって伸ばすのか？ http://www.ceser.hyogo-u.ac.jp/naritas/syllabus2000/critical_think/critical.html

看護過程の解体新書 17

MEMO

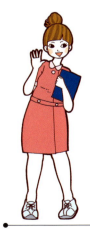

第2章

アセスメントはどうやってするの？

その❶ 情報収集って？

- ◆ 情報収集の目的
- ◆ 情報収集の枠組み
- ◆ 情報の種類と収集方法
- ◆ 情報の記録・報告
- ◆ クリティカルシンキング能力を高めるために

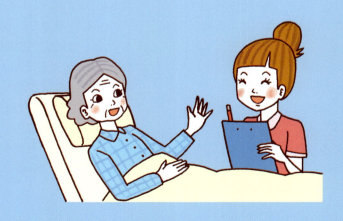

第2章 「アセスメント（情報収集）」の目標

> 「情報収集は問題状況を解釈・判断することにつながっている」ということを知ろう

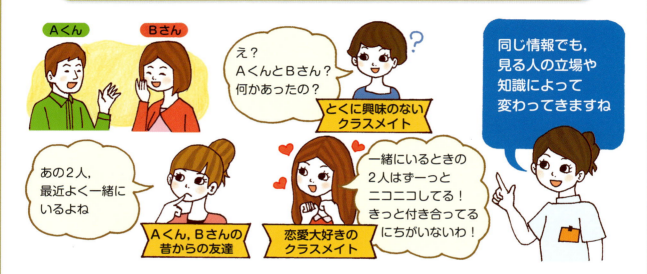

　看護過程における情報収集は，対象者の健康状態を分析し，問題点や強みを明確にするために必要な材料を得ることです．単に，情報を集めるのではなく，判断することができるような（に）情報を集めることが必要です．

　私たちはふだんの生活の中でも，さまざまな状況をみて「あ〜，○○なんだ」「え〜，もしかすると△△か…」「きっと□□に違いない」などと，解釈や判断をしています．

　たとえば，友人のAくんとBさんが，近頃一緒にいるところをよく見かける，一緒にいるときの2人はニコニコしている，というような状況があると「あの2人，付き合ってるんじゃないの？」と思ったりすることがあるかもしれません．

　しかし，そういうことに気づく人と気づかない人がいて，後から「え〜，そうだったの？ぜんぜんわからなかった」という人も必ずいるもの．それは，恋愛やその友人に興味・関心がある／ない，自分自身の経験がある／ないということで違っているように思いませんか？

　人はものを見るとき，知識や経験によってできた枠組みをもって見ているといわれます．この枠組みを心理用語で「スキーマ」といいます．

　「AくんとBさんが付き合っているのではないか？」という推論を確認するために「ね〜，あなたたち付き合ってるの？」と，ストレートな質問を投げかける人もいるかもしれません．

　以上のように，情報収集は，①状況を解釈・判断する，②推論を確認する（問題状況を確認する），という目的で行われます．本章では①を取り扱い，②は問題点の確定のところ（第4章）で説明します．

情報収集の目的
看護師は情報をどのように使っているの？

たとえば、熱があって倦怠感がある人がいたとします。医学知識のない人にとっては、「体調を崩している」という解釈・判断や「風邪かな？」という推論にしかつながらないかもしれません。しかし、専門的な知識を持っている人であれば、ほかの疾患の可能性や「受診したほうがよい状態」との解釈・判断をすることができます。

先ほど「スキーマ」という言葉を示しましたが、スキーマには、情報の取捨選択をガイドする働き、個々の断片的な情報をつなぎ合わせ、意味づけるという働き、わずかな事実の情報の断片から未知のこと未確認のことを推測したり予測したりする働きがある[1]といわれています。

風邪なのか、ほかの疾患なのかを判断するには、熱に関するある程度の知識や、熱のある人を診た経験をもっていて、それを適正に使えることが必要です。発熱のメカニズム、どのような疾患で発熱を生じるか、随伴症状、成り行きなどを知らなければなりません。

看護師は疾患を診断するわけではありませんが、専門的な処置あるいは早急な対応が必要かどうかを判断するために、随伴症状に関する知識が必要です。

たとえば、体内の水分量が少ない高齢者や水分を失いやすい小児が、大量の発汗を伴い、経口的に水分摂取ができなくなった状態では、脱水を起こす危険性があるため、輸液などによる早急な水分補給が必要となります。看護師には、こうした状況をいち早く予測・発見して報告・対処することが求められるのです。

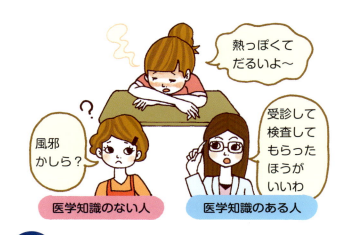

実践　患者さんの言葉は文脈でとらえる

身体的側面ばかりでなく、心理社会的側面でも、患者さんが発した言葉を「この人は何を訴えたいのだろう？」「この人は何をわかって欲しいのだろう？」と文脈から解釈することも求められます

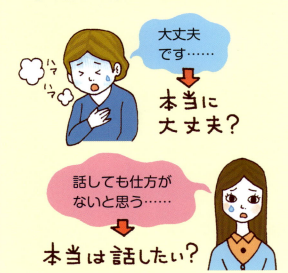

要点 1
看護師には、疾患や症状に関する知識を持ったうえで情報を収集し、患者さんの状況を解釈・判断することが求められます。

情報収集の枠組み
効果的に情報収集をするにはどうしたらいい？

情報を収集するときには、その先に解釈・判断があることを考えると、枠組みをもって行う（意図的に情報を収集する）ことが効果的であるといえます。たとえるなら、夕食の献立を考えてから必要な食材を買いに行く、というような感じです。

看護過程の展開における情報収集の枠組みは、①看護理論を用いた方法、②全体像を把握するための書式を用いた方法、の2つに大別されます。

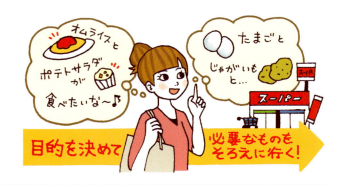

❶ 看護理論を用いた方法

看護理論にはいろいろありますが、看護基礎教育で用いられる頻度が高く、文献でしばしば取りあげられているものを表1に示します。看護理論を用いる場合は、それぞれの理論で示されている概念と概念のあいだの関係をふまえて、情報収集の枠組みを作成します。

今回は、ヘンダーソン（V. Henderson）を例に示します。

【ヘンダーソンの考え方】

ヘンダーソンは「看護の基本となるもの」[2)]で基本的看護ケアの構成要素を示しています。基本的看護は患者さんの基本的な欲求を満たすために行われますが、患者さんの基本的欲求も基本的看護も、患者さんの状態（常在条件、病理的状態）により影響を受けます。その関係を図1に示します。

「看護の基本となるもの」には「患者さんがどういう状態だったら○○を行う」ということがところどころ示されていますが、網羅されているわけではなく、問題点やそれを導くために何を判断するかや、具体的な情報収集項目は示されていません。したがって、行うべき援助から逆にたどって、自分で情報収集項目を抽出することになります。

表1　頻用される看護理論とアセスメント

	情報収集の枠組み	アセスメント（解釈・判断）の視点
ヘンダーソン（V. Henderson）	●常在条件、病理的状態 ●14の基本的欲求について	●常在条件/病理的状態はどうなっているか ●常在条件/病理的状態が基本的欲求にどのような影響を与えているか ●基本的欲求は充足されているか
オレム（D. E. Orem）	●普遍的セルフケア要件・発達的セルフケア要件・健康逸脱に対するセルフケア要件について	●どのようなセルフケアデマンドがあるか ●自力でセルフケア要件を充足させることができるか ●他者のサポート・代償が必要か
ロイ（S. C. Roy）	●生理的機能・自己概念・役割機能・相互依存の各適応様式について	●適応行動か、非効果的行動か ●非効果的行動の問題について、焦点刺激・関連刺激・残存刺激は何か

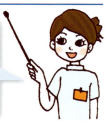

理論によって、情報収集の切り口（集めた情報の分類）が異なり、何を判断するかも異なります。ちなみに、看護理論を用いる場合は、援助も理論に基づいて実施することになります

第2章 アセスメントはどうやってするの？
その❶ 情報収集って？

図1 ヘンダーソン「看護の基本となるもの」の概要

患者さんの状態

基本的看護の構成要素
1. 患者の呼吸を助ける
2. 患者の飲食を助ける
3. 患者の排泄を助ける
4. 歩行時および坐位，臥位に際して患者が望ましい姿勢を保持するよう助ける
5. 患者の休息と睡眠を助ける
6. 患者が衣類を選択し，着たり脱いだりすることを助ける
7. 患者が体温を正常範囲内に保つのを助ける
8. 患者が身体を清潔に保ち，身だしなみよく，また皮膚を保護するのを助ける
9. 患者が環境の危険を避けるのを助ける．また，感染や暴力など，特定の患者がもたらすかもしれない危険からほかの者を守る
10. 患者が他者に意思を伝達し，自分の欲求や気持ちを表現するのを助ける
11. 患者が自分の信仰を実践する，あるいは自分の善悪の考え方に従って行動するのを助ける
12. 患者の生産的な活動あるいは職業を助ける
13. 患者のレクリエーション活動を助ける
14. 患者が学習するのを助ける

基本的欲求
1. 正常に呼吸する
2. 適切に飲食する
3. あらゆる排泄経路から排泄する
4. 身体の位置を動かし，またよい姿勢を保持する
5. 睡眠と休息をとる
6. 適切な衣服を選び，着脱する
7. 衣類の調節と環境の調整により，体温を生理的範囲内に維持する
8. 身体を清潔に保ち，身だしなみを整え，皮膚を保護する
9. 環境のさまざまな危険因子を避け，また他人を傷害しないようにする
10. 自分の感情，欲求，恐怖あるいは"気分"を表現して他者とコミュニケーションをもつ
11. 自分の信仰に従って礼拝する
12. 達成感をもたらすような仕事をする
13. 遊び，あるいはさまざまな種類のレクリエーションに参加する
14. "正常"な発達および健康を導くような学習をする，あるいは好奇心を満足させる

常在条件
1. 年齢
2. 気分，感情の状態，一過性の気分
3. 社会的ないし文化的状態
4. 身体的ならびに知的能力

病理的状態
1. 飢餓状態，致命的嘔吐，下痢を含む水および電解質の著しい平衡障害
2. 急性酸素欠乏状態
3. ショック
4. 意識障害
5. 異常な体温をもたらすような温熱環境にさらされる
6. 急性発熱状態
7. 局所的外傷および／あるいは感染
8. 伝染性疾患状態
9. 手術前状態
10. 手術後状態
11. 疾病による，あるいは治療上指示された動けない状態
12. 持続性ないし難治性の疼痛

影響 / 支援 / 影響

考えてみよう！

ヘンダーソンの考え方をもとにした情報収集の組み立て方

❶ 常在条件に関する情報を収集する
❷ 病理的状態に関する情報を収集する
→ 基本的欲求にどのような影響を及ぼしているかを判断する

❸ 基本的欲求に関する情報を収集する
→ 基本的欲求が充足されているのかどうかを判断する

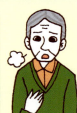
例
❶ 68歳，男性，1人暮らし
❷ COPD
↓
❸ 呼吸状態が悪化，苦しくて歩けない

❶❷は❸に影響するので，❶❷に関する情報は，影響を及ぼす14の基本的欲求のところに分類し，解釈・判断する方法もあります．その結果として，基本的看護をどのように実施するか決定します．基本的欲求が充足されているかどうかを判断するために必要な情報を収集するのです．

表2に情報収集項目の例を示します．文献によっては，❸❶❷の順に情報をとって，それらを解釈・判断すると示していますが，実際には❶❷をふまえて❸についての情報を収集するほうが目的的で焦点を絞れるように思います．

最近では，ヘンダーソンの考え方をもとにしたアセスメント方法や問題点を示した参考文献が出版されているので，詳しくはそちらを参照してください．

表2　ヘンダーソン「看護の基本となるもの」を用いたデータベースアセスメント

① 常在条件に関する情報

アセスメントの視点	必要なデータ	
	問診	フィジカルイグザミネーション・検査データ等
● 常在条件はどうなっているか ● 常在条件が基本的欲求にどのような影響を与えているか	● 年齢 ● 気分，不安，恐怖，ストレス ● 社会的・文化的状態 　● 職業，役職，経済状態，家庭内の役割 　● 家族・友人の有無，家族・友人との関係 ● 四肢の動かしにくさ ● 聴こえにくさ，見えにくさ，ふらつき ● におい・味の感じにくさ ● 触れていること，痛み，温度の感じにくさ	● 体重，身長（BMI） ● 関節可動域，四肢の運動，筋力 ● 立位，坐位，歩行状態 ● 感覚：聴力，視力・視野，平衡感覚 ● 嗅覚，味覚，触覚，痛覚，温度覚 ● 深部感覚 ● 質問に対する受け答え，理解力，記憶力

② 病理的状態に関する情報

アセスメントの視点	必要なデータ	
	問診	フィジカルイグザミネーション・検査データ等
● 病理的状態はどうなっているか ● 病理的状態が基本的欲求にどのような影響を与えているか	● 嘔吐・下痢の有無 ● 食事・水分の摂取状況 ● 息苦しさ ● 脱力感 ● 咽頭痛，咳嗽，喀痰の有無 ● 疼痛：部位，性質	● 脱水状態（皮膚・口腔の状態） ● 排泄の状態 ● 呼吸状態，経皮的酸素飽和度 ● 胸部X線撮影 ● バイタルサイン ● 意識レベル ● 外傷・創傷の有無 ● 医師の診断内容，各種検査所見 ● 手術の予定 ● 安静度，治療による活動制限

③基本的欲求に関する情報（阻害要因に①②が含まれます）

基本的ニード	アセスメントの視点	必要なデータ	
		問診	フィジカルイグザミネーション・検査データ等
正常な呼吸	● 呼吸パターン（数・リズム・深さ）は正常か ● ガス交換は正常に行われているか ● 安楽な呼吸を促進する方法を知っているか（効果的な咳嗽，気道分泌物の除去，呼吸法，体位，酸素の取り入れ） ● 正常な呼吸を妨げる要因はないか	● 呼吸困難，息切れ ● 環境に対する訴え：室温，気温，臭気 ● 呼吸を阻害する要因 　● 疼痛，気分，不安，ストレス，抑うつ 　● アレルギーの有無，薬剤使用の有無	● 呼吸状態 　● 数，型，パターン ● 胸郭の動き，呼吸補助筋の使用，体位 ● 呼吸音 ● チアノーゼ，咳，痰の有無 ● 胸部X線，動脈血ガス分析値 ● 経皮的酸素飽和度 ● 呼吸機能検査
適切な飲食	● 栄養や摂取量のバランスは適切か ● 自然な形で（自力で，経口的に）摂取できているか ● 食事に対する満足感はあるか（楽しく，おいしく摂取できているか） ● 循環体液量・電解質のバランスはとれているか ● 食事摂取動作は自立しているか ● 適切な飲食を妨げる要因はないか	● 食事の回数・時間・摂取内容・量 ● 食欲，嗜好 ● 食事に対する満足感 ● 食事摂取の方法，調理する人 ● 水分摂取量 ● 阻害要因の有無 　● 疼痛，悪心・嘔吐，嚥下困難，不快な環境 　● 手指の動かしにくさ，見えにくさ 　● 気分，不安，ストレス，抑うつ 　● 睡眠不足，薬剤使用の有無	● 体型，身長，体重 ● 皮下脂肪の厚さ ● 口腔の状態 ● 嚥下の状態 ● 皮膚の状態 ● 感覚機能（味覚・嗅覚） ● 食事摂取動作 ● 腹部X線，CT，エコー ● in-outバランス ● 血液検査：Alb，Hb，Na，K，Cl

BMI：Body Mass Index，肥満指数

基本的ニード	アセスメントの視点	必要なデータ	
		問診	フィジカルイグザミネーション・検査データ等

老廃物の排泄	● 排便は正常に行えているか(便秘・下痢などの有無)
	● 排尿は正常に行えているか(尿失禁・尿閉などの有無)
	● 排泄物(便，尿，汗，滲出液，分泌物，排液など)は正常か
	● 排泄動作は自立しているか
	● 排泄動作が自立していない場合，環境は整っているか
	● 不快感は残っていないか
	● 正常な排泄を妨げる要因はないか
		● 排泄習慣
		● 排便の回数，パターン，量，性状
		● 排尿の回数，パターン，量，性状
		● 腹部の不快感
		● 排泄方法
		● 排尿に伴う症状の有無
		● 排泄行為に対する受け止め，欲求
		● 阻害要因の有無
		  ● ストレス，不安，気兼ね，排泄しにくい環境
		  ● 薬剤使用の有無
			● 便の量・性状
			● 尿の量・性状
			● 腹部の状態
			● 陰部の状態
			● 皮膚の状態
			● 排泄動作
			● 腹部X線，CT，エコー
			● 血液検査：BUN，Cr

運動と姿勢の保持	● 自然な(安楽な)体位が保たれているか
	● 活動・運動はどこまで自立しているか
	● 活動・運動の量と内容は適切か
	● 現在の運動・活動を維持促進するための環境は整っているか
	● 活動・運動を妨げている要因はないか
		● 身体の動かしにくさ
		● 姿勢・体位に関する満足感，欲求
		● 活動・運動の習慣，方法，自立度
		● 阻害要因の有無
		  ● 疼痛，四肢の動かしにくさ，ふらつき
		  ● 活動しにくい環境
		  ● 気分，不安，ストレス，抑うつ
			● 姿勢・体位の変換，保持の状態
			● 移動の状態
			● 麻痺の有無・程度，筋力，関節可動域
			● 皮膚の状態
			● 意識レベル
			● 安静度，治療による活動制限
			● X線，CT，MRI

睡眠と休息	● 十分な睡眠・休息がとれているか
	● 睡眠・休息と活動のバランスは適切か
	● 睡眠のパターンは適正か
	● 睡眠・休息を妨げている要因はないか
		● ふだんの睡眠・休息パターン
		● 眠前の儀礼，睡眠薬の内服
		● 睡眠・休息に関する満足感
		● 阻害要因の有無
		  ● 心身の苦痛，睡眠をとりにくい環境
		  ● 気分，不安，ストレス，抑うつ
		  ● 薬剤使用の有無
			● 夜間・日中の睡眠状態
			● 休息の取り方
			● 覚醒時の状態

衣服	● 適切な衣類を自主的に選択することができるか
	● 衣類の着脱は自立しているか
	● 衣類の選択・着脱を妨げる要因はないか
		● 衣類の好み
		● 現在着用している衣服への満足感，欲求
		● 阻害要因の有無
		  ● 四肢の動かしにくさ，感覚の障害
		  ● 気分，不安，更衣をしにくい環境
			● 意識レベル，認知機能
			● 運動機能
			● 感覚機能
			● 更衣動作

体温	● 体温は正常か
	● 衣類，寝具，環境(換気，室温)の調節は適切か
	● 衣類，寝具，環境の調節を自ら行うことができるか
	● 体温を正常に保つことを妨げる要因はないか
		● 熱感
		● 体温調節に関する訴え
		● 環境に対する訴え：室温，気温
		● 阻害要因の有無
		  ● 四肢の動かしにくさ，感覚の障害
		  ● 脳，脊髄，皮膚の疾患の既往
			● バイタルサイン
			● 意識レベル
			● 運動，感覚機能，反射
			● 皮膚の状態

清潔	● 身体の清潔は保たれているか
	● 身だしなみは整っているか
	● 爽快感は得られているか
	● 清潔・整容動作は自立しているか
	● 身体の清潔を妨げる要因はないか
		● ふだんの清潔習慣
		● 清潔保持の方法・頻度
		● 清潔保持に関する価値観
		● 清潔ケアに関する満足感，欲求
		● 身体の不快感
		● 阻害要因の有無
		  ● 疼痛，四肢の動かしにくさ
		  ● 清潔を保持しにくい環境
		  ● 気分，不安，ストレス，抑うつ
			● 皮膚・粘膜・毛髪の状態
			● 運動機能
			● 意識レベル
			● 清潔・整容動作
			● 身だしなみ

環境内の危険	● 環境は整っているか(危険の有無，プライバシーの保護)
	● 自分で環境を整えることができるか
	● 入院環境に適応できているか
	● 感染の危険性はないか
	● 安全を妨げる要因はないか
		● 危険の認知
		● 危険回避方法に関する知識，理解度
		● 環境に対する訴え
		● 阻害要因の有無
		  ● 四肢の動かしにくさ，感覚障害
		  ● 気分，不安，ストレス，抑うつ
			● 意識レベル，認知機能
			● 運動機能
			● 感覚機能
			● リンパ節
			● 環境

コミュニケーション	● 自分の気持ちや欲求を表現できているか
	● コミュニケーションを妨げる要因はないか
		● 話す・聞く・読む・書くことの障害
		● 自己表現に対する満足感
		● 周囲の人の理解に対する満足感
		● 病気・治療・入院生活に対する心配・不安
		● 阻害要因の有無
		  ● 他者の対応
		  ● コミュニケーションをとりにくい環境
		  ● 気分，不安，ストレス，抑うつ
			● 意識レベル，認知機能
			● 精神状態
			● 感覚機能(視覚・聴覚)
			● 言語機能(話す，聞く，読む，書く，構音)

基本的ニード	アセスメントの視点	必要なデータ	
		問診	フィジカルイグザミネーション・検査データ等
信仰	●価値や信念に基づいた生活ができているか ●価値や信念に基づいた生活を妨げる要因はないか	●信仰する宗教 ●宗教儀礼(入院に伴う不満足感) ●価値観,生活信条 ●生活上大切にしていること ●阻害要因の有無 　●気分,不安,ストレス,抑うつ 　●信仰に基づいた行動をとれない環境	●意識レベル,認知機能 ●精神状態 ●運動機能,体力
達成感	●充実感のある仕事・役割を果たしているか ●仕事・役割に変化が生じていないか ●従来の仕事・役割の遂行を妨げる要因はないか	●職業 ●家庭内・地域での役割 ●仕事・役割に対する思い ●仕事・役割変更についての自覚 ●阻害要因の有無 　●気分,不安,ストレス,抑うつ 　●四肢の動かしにくさ,感覚障害 　●役割を遂行しにくい環境	●意識レベル,認知機能 ●精神状態 ●運動機能,体力 ●感情機能
レクリエーション	●適切な気分転換が図れているか ●ふだんから行っている楽しみや趣味が継続できているか ●ふだんから行っている楽しみや趣味の継続を妨げる要因はないか	●ふだんの余暇活動,趣味 ●気分転換活動への満足感,欲求 ●阻害要因の有無 　●気分,不安,ストレス,抑うつ 　●四肢の動かしにくさ,感覚障害 　●レクリエーションを行いにくい環境	●意識レベル,認知機能 ●精神状態 ●運動機能,体力 ●感情機能
正常な発達と健康	●これまでの健康維持活動は適切であったか ●自己の健康の維持増進・疾病の回復に関する知識はあるか ●学習意欲はあるか ●避けられない死を受け入れていく心の準備があるか ●学習を妨げる要因はないか	●ふだんの健康維持活動 ●健康に対する考え ●疾病・障害の受け止め方 ●疾病・治療に関する知識,理解度 ●疾病・障害の管理状況 ●阻害要因の有無 　●四肢の動かしにくさ,感覚障害 　●気分,不安,ストレス,抑うつ 　●学習を行いにくい環境	●意識レベル,認知機能 ●精神状態 ●運動機能,体力 ●感覚機能

V. ヘンダーソン著,湯槇ます,小玉香津子訳:看護の基本となるもの.日本看護協会出版会,2006.渡邊トシ子編:ヘンダーソン・ゴードンの考えに基づく実践看護アセスメント.第3版,ヌーヴェルヒロカワ,2011.をもとに作成

❷ 全体像を把握するための書式を用いた方法

　全体像を把握するための書式には,教育機関や病院等の施設で独自に開発されたものや,国内で導入が進められている電子カルテに対応したものがあります.電子カルテに対応したものとして,代表的な枠組みには,NANDA-I看護診断分類法Ⅱ,ゴードン(M. Gordon)の機能的健康パターンがあります.

　これらは「理論」ではないので,とくに心理社会的側面を把握するためには,中範囲理論(p.30 Keyword参照)を用いることが効果的です.中範囲理論を用いる場合も,とりあえず情報をとるのではなく,理論に用いられてい

る概念に関する情報を収集して分析します.

【ゴードンの機能的健康パターンを用いた考え方】

　表3にゴードンの機能的健康パターンを用いた場合の情報収集項目を示します.ゴードンの機能的健康パターンは,11のパターンに分かれており,ゴードンによってそれぞれのパターンでどのような情報を収集するのか示されています[3]が,実際に使用されているデータベースアセスメント用紙は,教育機関や施設によって多少異なっています.

第2章 アセスメントはどうやってするの？
その❶ 情報収集って？

表3　ゴードン「機能的健康パターン」を用いたデータベースアセスメント

パターン	アセスメントの視点	必要なデータ	
		問診	フィジカルイグザミネーション・検査データ等
健康知覚ー健康管理	●自分の健康状態をどのように知覚しているか(適正か) ●健康状態を維持するためにどのような方法を用いているか(適正か) ●健康状態の知覚が患者の保健行動にどう影響しているか ●ノンコンプライアンスでないか，またそのリスクはないか	●全般的なこれまでの健康状態 ●健康のために実行していること ●1年間の風邪の罹患状況 ●仕事・学校の欠席状況 ●疾患に罹患している場合 　●症状を自覚したときの行動・対処，その結果 　●原因に対する自覚 　●内服薬の有無，管理状況 ●医師や看護師の指示を実行することの難しさ ●家族内での喫煙，飲酒，薬物の使用者の有無 ●1年間の事故の発生状況 ●1年間の転倒の発生状況 ●ハイリスクの場合の予防注射の実施状況	●外観
栄養ー代謝	●食物・水分が経口的に自然な形で摂取できるか ●代謝のニードに見合った飲食物の消費をしているか(水分の過不足・栄養分の過不足はないか) ●電解質バランスの不均衡はないか ●本人または他者が気づいている問題はあるか ●問題解決のためにどのような方法をとったか(適正か)	●ふだんとっている食物と摂取量 ●補充物(間食・サプリメント) ●食欲低下の有無 ●体重の増減／身長の増加 ●嚥下障害，食物の逆流の有無 ●ふだん飲んでいる代表的な飲み物と量 ●食事制限・飲水制限の有無 ●食事制限・飲水制限を守れているか ●傷の治癒，皮膚の問題の有無 ●口腔や歯の問題の有無	●体温 ●身長，体重(BMI) ●皮膚：病変・変色，乾燥／湿潤 ●浮腫の有無 ●骨の突出 ●口腔：色，湿潤度，病変 ●歯：外観，配列，義歯，欠損，う歯 ●血液検査：Alb，Hb，血糖値
排泄	●腸・膀胱・皮膚からの排泄パターン(規則性・調節・量)はどうなっているか(不規則でないか・失禁はないか) ●本人または他者が気づいている問題はあるか ●問題解決のためにどのような方法をとったか(危険性はないか)	●排便パターン・回数・性状・不快感の有無 ●排便コントロールの問題の有無 ●下剤の使用の有無 ●排尿パターン・回数 ●排尿コントロールの問題の有無 ●便失禁・尿失禁の有無 ●過剰な発汗の有無，におい ●排泄物の処理の問題の有無	●排泄物の色・性状 ●腹部：腸蠕動音，腹部膨満の有無，打診音，圧痛，腫瘤の存在 ●皮膚：発汗，湿潤 ●腹部X線，CT，エコー ●排尿・排便に関する検査データ
活動ー運動	●日常生活活動，運動，余暇活動のパターンはどうなっているか(セルフケア，運動・余暇活動の過不足はないか) ●運動機能，呼吸機能，循環器系の機能は正常か ●本人または他者が気づいている問題はあるか ●問題解決のためにどのような方法をとったか(危険性はないか)	●望ましい，必要な活動のためのエネルギーは十分か ●運動パターン，種類，習慣的に行っているか ●余暇活動の内容 ●歩行時のふらつき，めまい，転倒の有無 ●ADLが自分ではどれくらいできると思うか	●脈拍：数，リズム，緊張，血圧 ●心音，血管音 ●呼吸：数，リズム，呼吸音 ●頸静脈・頸動脈の拍動，頸静脈の怒張 ●胸郭の変形・動き，心尖拍動，スリル ●四肢の動脈の拍動 ●身体の欠損 ●筋緊張，筋力，握力，関節可動域 ●歩行，姿勢，ADLのレベル ●呼吸機能検査，経皮的酸素飽和度 ●心機能検査 ●各種X線，エコー，CT，MRI
睡眠ー休息	●睡眠パターンはどのようになっているか(入眠障害，睡眠妨害，早朝覚醒，昼夜逆転などの問題はないか) ●睡眠・休息に対する満足感はどうか ●本人または他者が気づいている問題はあるか ●問題解決のためにどのような方法をとったか(危険性はないか)	●睡眠は十分か，覚醒後すぐに活動に入れるか ●就寝時間，睡眠時間 ●寝つきの問題の有無，助けとなるもの ●悪夢をみることの有無 ●夜間覚醒，早朝に目覚めることはあるか ●いびきはかくか ●日中の眠気・居眠りの有無 ●くつろぎの時間の有無，過ごし方	●睡眠パターン，表情，活動の様子

ADL：activities of daily livings，日常生活動作

パターン	アセスメントの視点	必要なデータ	
		問診	フィジカルイグザミネーション・検査データ等
認知－知覚	●知覚・認知に問題はないか ●本人または他者が気づいている問題はあるか ●有効な代償をとっているか	●疼痛や不快症状の有無 ●疼痛のある部位，痛みの性状，きっかけ，悪化要因 ●疼痛への対処と効果 ●視力障害の有無，眼鏡使用の有無・種類 ●難聴の有無，補聴器の使用の有無 ●大きな音への曝露の有無 ●味覚の変化の有無 ●嗅覚の変化の有無 ●四肢の感覚の異常の有無 ●記憶の変化の有無・内容 ●ものを憶えるのに最も簡単な方法 ●集中力の変化の有無 ●重要な決定をすることの難しさ ●学習困難の有無，容易な学習方法 ●学歴	●意識レベル ●見当識 ●質問の理解度・会話(言語)・語彙レベル ●注意持続時間 ●聴力 ●視力 ●味覚 ●嗅覚 ●触覚：表在，深部，複合 ●反射：表在，深部 ●頭部CT，MRI ●知能検査
自己知覚－自己概念	●自分に対してどのような知覚をしているか ●自己概念・自尊感情の脅威はないか ●本人または他者が気づいている問題はあるか ●問題解決のためにどのような方法をとったか(危険性はないか)	●自分のことをどう思うか，よいと感じるか ●自信があるか ●身体・今までできていたことでの変化の有無，それについて問題の有無 ●自分自身や身体について病気後感じ方が変わったか ●気分の変化の有無 　●怒りっぽい，びくびくしている，不安 　●気持ちが沈みがち，思いどおりにならない ●希望を失っていると感じたことの有無 ●出来事のコントロール感の喪失の有無	●視線の交差 ●声と話し方のパターン(自信を感じさせるか) ●立ち居振る舞い ●服装，身だしなみ ●注意持続時間 ●気分・情緒 ●応答スタイル：自己主張，従順 ●ほかの家族とのやり取り
役割－関係	●現在の主たる役割と責任をどのように知覚しているか(不満足感はないか) ●関係パターンをどのように知覚しているか(不満足感はないか) ●本人または他者が気づいている問題はあるか ●問題解決のためにどのような方法をとったか(効果的か)	●家族構成，同居者 ●対処の難しい家族の問題の有無 ●問題の解決方法 ●家族から頼りにされているか ●家族は病気・入院に対してどのように感じているか ●所属している社会的グループでうまくいっているか ●親しい友人の有無，孤独感・孤立感の有無 ●十分な収入があるか ●介護や育児での問題の有無，対処で困っていることの有無 ●最近失った物・人はいるか ●住んでいる場所での孤立感の有無	●家族や他者とのやり取り
性／生殖	●セクシュアリティ・性的関係に関する不満足感はないか ●本人または他者が気づいている問題はあるか ●問題解決のためにどのような方法をとったか(効果的か)	●性的関係への満足感，変化・問題の有無 ●避妊薬使用の有無，問題の有無 ●初潮，最終月経，月経に関する問題の有無 ●妊娠回数，分娩回数 ●家族計画を行っているか ●家族と性の問題を話し合うことの難しさ	●生殖器：変形，損傷，腫瘍，発赤，湿疹など
コーピング－ストレス耐性	●出来事をどのように知覚しているか(脅威に感じていないか) ●出来事をどの程度コントロールできると感じているか ●これまでのコーピングパターン(効果的に活用できるか) ●どのような対処行動をとっているか，その結果としてストレス反応はどうか	●最近の1〜2年での生活上の大きな変化，危機の有無 ●最も助けとなる人，その人が身近にいるか ●緊張していることが多いか，緩和方法 ●生活上の問題への対処方法，薬品・タバコ・アルコールなどの服用，その方法で解決するか	●不安の表出 ●集中力 ●声の震えの有無 ●心拍：増加の有無 ●血圧：上昇の有無
価値－信念	●どのような価値観をもっているか(葛藤が生じる可能性はないか) ●価値・信念とヘルスケアシステムの間に対立はないか	●全般的に望むような生活ができているか ●人生で大切だと思うことは何か ●将来に向けての計画 ●宗教は大切か，困難が生じたとき助けになるか ●入院により宗教的習慣が制限されるか ●入院中，大切だと思うことは何か	

M. ゴードン著，上鶴重美訳：アセスメント覚え書−ゴードン機能的健康パターンと看護診断．医学書院，2009．をもとに作成

第2章 アセスメントはどうやってするの？
その❶ 情報収集って？

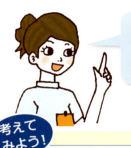
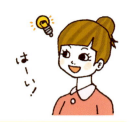

以上，一般的な情報収集項目を示しましたが，これらの項目の記載欄を埋めることが情報収集ではありません．いつ，何についてのアセスメントを行うのかに応じて，意図的に情報を収集し，整理することで解釈・判断につなげていきます

考えてみよう！

例 ❶ 全身麻酔で手術を行う患者さんのアセスメント

術前

- 何のために？ : 「呼吸器合併症のリスクはないか」を判断する
- どこで？ : 「活動-運動」のパターンで
- どんな情報をみる？ : 呼吸器疾患の既往，体型，喫煙歴，呼吸状態（呼吸数，呼吸パターン，呼吸音）の観察，呼吸機能検査，動脈血ガス分析値または経皮的酸素飽和度のデータ

術後

- 何のために？ : 「呼吸器合併症を起こしていないか」を判断する
- どこで？ : 「活動-運動」のパターンで
- どんな情報をみる？ : 呼吸状態の観察，排痰の状況，呼吸機能の回復を妨げる要因（疼痛，離床の遅れなど），動脈血ガス分析値または経皮的酸素飽和度のデータ，胸部X線検査

このように，術前と術後という患者さんの状況により判断すべき事柄と情報収集の項目が変わります

例 ❷ 抗がん薬による薬物療法を受ける患者さんのアセスメント

- 何のために？ : 骨髄抑制の状態をみる
- どこで？ : 「栄養-代謝」のパターンで
- どんな情報をみる？ : 白血球数，赤血球数，血小板数

→ **白血球が減少しており，易感染状態だと判断したら**

- 何のために？ 1 : 尿路感染症を生じていないかを判断
- どこで？ 1 : 「排泄」のパターンで
- どんな情報をみる？ 1 : 排尿に関する情報

- 何のために？ 2 : 上気道感染を生じていないかを判断
- どこで？ 2 : 「活動-運動」のパターンで
- どんな情報をみる？ 2 : 呼吸状態に関する情報

看護過程の解体新書 29

ほかにも，骨折のように完治する疾患と糖尿病のように生涯コントロールが必要な疾患では，みるところは同じ「健康知覚-健康管理」のパターンであっても，何を判断すればよいかが大きく異なってくることがわかると思います．

　判断すべき内容が異なると情報収集項目も異なるので，疾患や治療，初発なのか何度も繰り返し入院しているのかなど，患者さんのおかれた状況によりアレンジする必要があります．アレンジすることで，意図的な情報収集が可能になります．

情報を効果的にとるためには枠組みを用いるとよいが，それを「ただ埋めるだけ」ではなく，患者さんの状況に応じて意図的な情報収集を行う．

Keyword
中範囲理論

　中範囲理論とは，もともとは社会学の領域で生まれた考え方ですが，看護学では，看護理論（大理論）と実践理論（小理論）との中間にある考え方のことをさします．「看護診断」「看護介入」「看護成果」について，それぞれの関係を説明し，結びつける理論です．
　中範囲理論の例としては，スワンソン（K. M. Swanson）の「ケアリングの理論」や，ペンダー（N. J. Pender）の「ヘルスプロモーション・モデル」など，たくさんのものがあります．
　1章のKeyword（p.11）としても解説しましたが，臨床では，電子カルテ導入によりNANDA-I，NOC，NICが用いられるようになっているので，適切に活用するために，中範囲理論についても理解することが求められています．
　みなさんのなかには，看護診断の13領域のアセスメントシートを使っている人もいるかもしれませんが，領域1「ヘルスプロモーション」，領域9「コーピング／ストレス耐性」などは見慣れない言葉でもあり，理解が難しいかと思います．こういった領域について情報収集・アセスメントを行う際には，一度，背景にある中範囲理論について調べてみると，より理解が深まるかと思います．

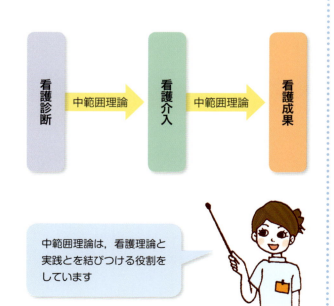

中範囲理論は，看護理論と実践とを結びつける役割をしています

情報の種類と収集方法

「主観的情報」「客観的情報」って何？

情報には，主観的な情報と客観的な情報の2種類があります．

【主観的情報（Subjective Data）】

Subjective Dataの頭文字をとってS情報ともいいます．患者さんおよび家族の感覚・知覚，思い，考えたことなど，本人にしかわからないことです．話す，書く，問いかけにうなずく／首を振る／眼を動かすというような反応で得られます．

感覚・知覚には，痛み，かゆみ，息苦しさなどの自覚症状が含まれます．言語障害や認知機能の低下によって，自発語がなくても，意思表示ができればこうした主観的情報を収集することが可能です．

主観的情報は，患者さん・家族への問診（インタビュー）によって収集します．健康管理や治療の自己管理が十分にできていないなど自分に非があると思うような場合や，理解してもらえないと思い込んでいる場合など，はじめて会ったその日から本心を話してくれない人もいます．話すことに抵抗を感じるような内容を聴くには，人間関係の構築が不可欠です．

質問の仕方や話の聴き方にもコツがありますが，ここでは省略します．

【客観的情報（Objective Data）】

Objective Dataの頭文字をとってO情報ともいいます．看護師が観察可能な情報で，患者さん・家族の表情，しぐさ，動作，フィジカルイグザミネーション（視診，触診，打診，聴診），バイタルサインの測定，身体計測によって得られるデータ，検査データです．

客観的情報は，バイタルサインの測定やフィジカルイグザミネーションにより他覚症状を把握することができます．

情報が多いほど適切な解釈・判断が可能となるので，なるべく多くの情報を，しかも，主観的情報（S情報）と客観的情報をペアでとるようにします．

たとえば，「お腹が痛い」という主観的情報だけでは何も判断できないため，腹部のフィジカルイグザミネーションや，バイタルサインの測定で得た客観的情報（データ）と一緒に解釈・判断していく必要があります．

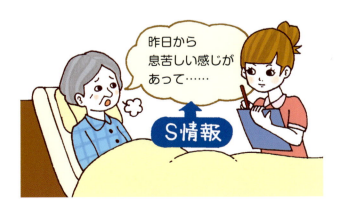

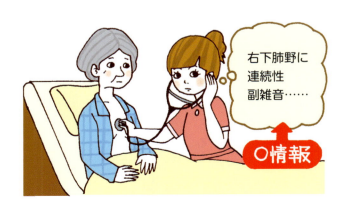

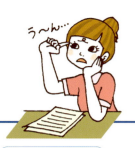

ここで，ちょっと練習をしてみましょう

練習問題

Bさんは左片麻痺の症状で入院し，脳梗塞と診断されました．入院後，尿路感染症と診断され，ニューキノロン系抗菌薬の内服を開始．抗菌薬内服後，数日して左右の上腕内側に発疹が認められました．

Bさんの情報
① 体温：36.7℃
② 白血球数：12,000/μL
③ 胃がムカムカします
④ 左右の上腕内側に発疹がある
⑤ すぐトイレに行きたくなります
⑥ 抗菌薬の副作用が生じていることが考えられる
⑦ 同室者から嫌われているような気がする
⑧ 左足に力が入らない
⑨ 膀胱炎に対する抗菌薬の効果はまだみられていないと考えられる
⑩ 1人で歩行することは困難である

Bさんのカルテや観察から得た情報を右に示します．

問題❶ 右に記した「Bさんの情報」を，S情報，O情報，A（解釈・判断）に分類してみましょう．

問題❷ 分類したS情報とO情報と，それに基づくAが結びつくようにするためにはどのような情報が必要か，下の表の（ ）にあてはまる情報を考えてみましょう

問題❶ 解答例

S情報	O情報		A（解釈・判断）
⑤ すぐトイレに行きたくなります →	① 体温：36.7℃ ② 白血球数：12,000/μL （ ㋐ ）	グループ❶	⑨ 膀胱炎に対する抗菌薬の効果はまだみられていないと考えられる
③ 胃がムカムカします → （ ㋒ ） ←	（ ㋑ ） ④ 左右の上腕内側に発疹がある	グループ❷	⑥ 抗菌薬の副作用が生じていることが考えられる
⑧ 左足に力が入らない →	（ ㋓ ）		⑩ 1人で歩行することは困難である
⑦ 同室者から嫌われているような気がする →	（ ㋔ ）		

問題❷ 解答例

㋐ 排尿の回数・量・性状（混濁・血尿）
㋑ 食事摂取量
㋒ 瘙痒感
㋓ 左下肢の麻痺の状態，右下肢の筋力，下肢の運動，日常生活動作（ADL）
㋔ 表情，同室者とのやりとり，同室者の言動

解説

S情報とO情報をペアにするときは，データをとる意味を考えます．

【グループ❶：尿路感染症について】

「①体温：36.7℃」は，尿路感染症の症状として発熱がないかという視点でとります．

尿路感染症も進展すると，腎盂腎炎などを生じ，高熱を生じることがあります．そこで，発熱がなければ悪化していないと考えることができます．

ほかに，尿路感染症の症状として頻尿があります．「⑤すぐトイレに行きたくなります」というS情報がとられていますが，実際に頻尿なのかどうかをO情報として収集する必要があります．

それ以外に，排尿時痛，残尿感などのS情報や，尿の性状を観察します．

また，検査データとして「②白血球数：12,000/μL」というデータがあるので，症状とデータを合わせて尿路感染症の改善がみられているのか判断します．

【グループ❷：抗菌薬の副作用について】

「③胃がムカムカします」「④左右の上腕内側に発疹がある」という情報は，抗菌薬を内服してからのことであれば「抗菌薬の副作用ではないか」という推論につながるため，同じグループに分類します．

「③胃がムカムカします」に関しては，S情報としていつからなのか，食欲などを追加して収集し，O情報として実際の食事摂取状況をとります．

「④左右の上腕内側に発疹がある」に関しては，発疹がアレルギー症状としてみられているものかどうか判断するため，S情報として瘙痒感の有無をとります．

【片麻痺について】

「⑧左足に力が入らない」は，O情報として実際に力の入り具合（どの程度動くのか）をみます．

脳梗塞で片麻痺という診断なので，片麻痺患者の評価法（たとえばブルンストロームステージ）を用いて自分で評価するか，セラピストが評価した結果を参照します．

【その他の情報】

「⑦同室者から嫌われているような気がする」は，S情報としてなぜそのように感じるのか？　同室者のどういうところからそう感じるのか？　を追加して情報収集します．また，O情報としてその話をするときのAさんの表情や仕草，同室者の言動を収集します．

⑦の情報だけだと「夜間頻尿で，同室者に迷惑をかけていると思っているのかな？」と推測することができるかもしれません．

推測したことを言葉に出して確認するという方法もあります．

以上のように，情報収集するときは，S情報をとったら，それに関連するO情報をとる（その逆もある）ことを心がけてください．

自覚症状と他覚症状の両方を必ずとるということです．

その際，スキーマが必要です．Aさんの例では尿路感染症，抗菌薬の副作用，片麻痺です．

心情を話してくれたときは，表情や仕草，前後の行動などに関する情報をとり，言葉が発せられた状況を判断します．

要点3

情報には「主観的情報」と「客観的情報」の2種類があり，なるべく多くの情報をとり，2種類をペアにして考えていくことで，情報の解釈・判断がより正確になる．

情報の記録・報告

患者さんの言葉をそのまま記録したほうがいいの？

ときどき，患者さんや家族から得られた情報を一言一句違わずに記録しようとする人がみられますが，そうした必要はありません．

そもそも情報は意図的に収集しますが，患者さんや家族の中には，心情を繰り返し語ってくれたり，健康状態とは直接関係のないことを話してくれたりすることがあります．そのため，情報は取捨選択して記録・報告する必要があります．

また，主観的情報については，聴いたままを書く方法と，端的に示す方法とがあります．たとえば，頭痛などの痛みについて，実際は患者さんが「頭は痛くありません」と言っても，記録上は「頭痛はない」と示してOKです．経過記録（フローシート）に記載する場合は「（－）」という記号で示すこともあります．

ただし，言葉を発することに障害のある患者さんの場合は，発語の状況を共有するために，発した言葉をそのまま記載することが有効です．

このように記録・報告も，文脈の中で行われるため，目的に応じて方法を変えることが必要になります．

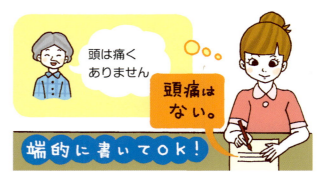

要点 4
必ずしも患者さんや家族の言葉をそのまま記載する必要はない．情報は目的に応じ取捨選択して記録・報告する．

クリティカルシンキング能力を高めるために

情報を取捨選択するときの注意点は？

アセスメントにおいてクリティカルシンキング（1章 p.14 Keyword参照）能力を高めるためには，①目的的である，②優先順位をつける，③関連する情報に焦点を絞る，④系統的である，⑤もれがなく正確であることが示されています[4]．

これらは，枠組みを身につけることでかなりカバーできると思います．しかし，枠組みをもつことには，デメリットもあります．ここでは，そうした枠組みによる「ゆがみ」について説明していきます．

枠組みは，情報の取捨選択をガイドする一方で，選んでいない情報を見落とす危険性もあります．

看護学生さんや新人ナースの場合は，自分の中に枠組みが身についていない分，示された枠組みに忠実に情報収集することで，対象者にとってさほど重要とは思われ

第2章 アセスメントはどうやってするの？
その❶ 情報収集って？

ない情報を集めたり，逆に必要な情報を収集できなかったりすることがあります．

一方でベテランナースの場合は，経験から無意識的に情報を収集していることがあり，その中で，本当は重要な情報を見落としてしまうこともあります．

そのため，新人でもベテランでも，能動的・意識的にものをみて情報を集めるよう心掛けることが必要です．

また，自分の枠組みを用いると，それにあてはまるように，都合がよい情報しか収集しない，情報を歪曲する，こじつけた解釈をする，といったこともみられます．そのため，情報を解釈し・判断をするときには，データに偏りがないか，データが事実（正しい）かどうか，確認することが必要です．

たとえば血圧値についていうと，トイレまで歩行し帰室した直後に測定した値や，緊張させるような雰囲気で測定した値を「安静時の血圧値」として取り扱うことは適切ではありません．

また，「手術を受ける患者さんは術前の不安が強い」と

か，「喫煙者は禁煙をすること自体が強いストレスである」「在宅療養を行う患者さんの家族は介護負担が強い」といった思い込みがあると，そのようにしか患者さん・家族をみられない恐れがあります．一般的な傾向を知っておくことは必要ですが，先入観や思い込みによって情報を収集・判断しないように注意することが大切です．

要点 5

- 情報収集に枠組みを用いるときには，重要でない情報を収集してしまったり，必要な情報を収集できなかったりすることもあるため，能動的・意識的に情報を集めることを心掛ける．
- 情報収集では，先入観・思い込みをもたないことと，データに偏りがないか，正しいかを確認することが大切である．

参考文献
1) 道田泰司・宮元博章著，秋月りす漫画：クリティカル進化論―『OL進化論』で学ぶ思考の技法．p.106-113，北大路書房，1999．
2) V. ヘンダーソン著，湯槇ます，小玉香津子訳：看護の基本となるもの．日本看護協会出版会，2006．
3) M. ゴードン著，上鶴重美訳：アセスメント覚え書―ゴードン機能的健康パターンと看護診断．医学書院，2009．
4) R. アルファロ-ルフィーヴァ：基本から学ぶ看護過程と看護診断．第7版（本郷久美子監訳），p.61，医学書院，2012．

いかがでしたか？ 看護過程のはじめの一歩，情報収集の大切さがわかったでしょうか？ 次章では，収集した情報をどのように解釈・判断するかを説明します

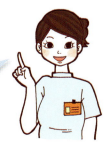

看護過程の解体新書 35

MEMO

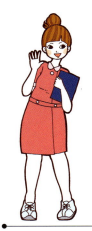

第3章

アセスメントはどうやってするの?

その❷ 情報の解釈・判断って？

- ◆ 解釈・判断すべきことがら
  （アセスメントの視点の答え）
- ◆ 解釈・判断記載時の注意点
- ◆ 解釈・判断の実践方法
- ◆ 適正な解釈・判断

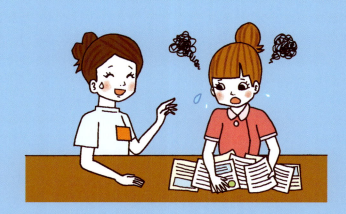

第3章 「アセスメント（情報の解釈・判断）」の目標

情報の解釈・判断とは，「対象者の抱える問題点や課題，対象者の強みを明らかにするために行う」ということを知っておこう

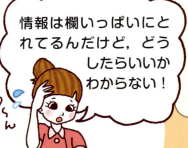

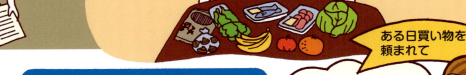

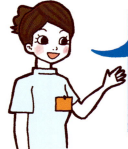

　前章では，対象者の全体像を把握するための情報収集は解釈・判断を前提に行うということを述べました．つまり，情報収集は年齢，性別，疾患，病期，治療などをふまえ，何を解釈・判断すればよいのかを明らかにして（アセスメントの視点を明らかにして），行うということです．

　したがって，情報収集を行ったあとに，そこからどうやって解釈・判断するか？　を考えるのではなく，情報収集を行う前からすでに持っているアセスメントの視点の答えを出すことが，情報の解釈・判断になります．

　何を解釈・判断したらよいかわからない状態で情報収集項目にあるデータを収集し，情報収集用紙の項目を埋めたとしても，「情報の解釈・判断」の欄を見つめたまま不要に時間を費やすことになってしまいます．

　また，何のために情報の解釈・判断をするかというと，対象者の抱える問題点や課題，対象者の強みを明らかにするためです．たくさん書いても，そこにつながらなければ意味がありません．

解釈・判断すべきことがら（アセスメントの視点の答え）

解釈・判断（アセスメント）の欄には何を書けばいいの？

　実際，解釈・判断（アセスメント）の欄には何を書けばよいのでしょうか．

　解釈・判断すべきことがら（アセスメントの視点）について，右の3つを記載します．

❶ どうなっているか
❷ ❶の要因は何か
❸ 今後，どのようなことが生じうるか

当然のことながら，「考えたことを記載する」のがポイントです

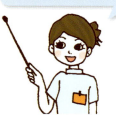

❶ どうなっているか

➡ **アセスメントの視点で示した項目について，機能が正常である／異常である，状態が通常（平常）と同様である／通常（平常）から逸脱している，行動や知識が適正である／適正でない，ということを導き出します．**

　ここでは，単に，1つひとつのデータが正常か異常かを判断するのではないことに注意します．

　たとえば，血圧値が88/56mmHgの場合，「血圧値は正常ではない」という判断では次につながりません．血圧が低下しており，ショックを疑うような値です．正しく測定された値だとしたら，脈拍の触知，皮膚色，皮膚温，皮膚の湿潤，外出血の有無などの情報をあわせて解釈・判断します．

　ヘンダーソン（V. Henderson）の「看護の基本となるもの」を用いて看護過程を展開する場合を例にとって考えてみましょう．前回説明した，アセスメントの視点のページ（2章p.24）を開いてください．

　「正常な呼吸」のアセスメントの視点として，「呼吸パターン（数・リズム・深さ）は正常か」とあります．対象者の呼吸状態について情報をとり，成人であれば1分間に16～20回の範囲内で，規則的なリズムで，深くもなく浅くもない呼吸かを確認し，「正常かどうか」を記載します．

　たとえば，慢性呼吸不全の患者さんで，平常時から呼吸数が1分間に20回を超える場合は，自覚症状や経皮的酸素飽和度，皮膚色，活動後の呼吸の変化などのデータもあわせて，通常の状態と変わりがないかどうかを記載します．

　また，「安楽な呼吸を促進する方法を知っているか」というアセスメントの視点については，効果的な咳嗽，気道分泌物の除去，呼吸法，体位，酸素の取り入れなどに関する知識について情報収集し，知識を持っているか，その知識は適正であるかどうかを記載します．さらに，実際の行動を観察し，効果的あるいは適正な行動がとれているかどうかを記載します．

> **「正常であること」は看護問題にはならないの？**
>
> 　正常であること，通常どおりであること，適正であることは，多くの場合，看護問題となりません．
> 　しかし，健康行動に関することは，ある程度知っている，ある程度できている状態であっても，対象者によっては「もっとよく知りたい」「もっとよくしたい」と希望することもあり，そのような場合は，前向きな問題として取り上げます．NANDA-I看護診断を用いると，「○○促進準備状態」という表現になります．
> 　一方，異常であること，通常の状態から逸脱していること，適正でないことはしばしば看護問題となります．

❷ ❶の要因は何か

➡機能が正常である／異常である，状態が通常（平常）と同様である／通常（平常）から逸脱している，行動や知識が適正である／適正でない，ということがなぜ生じているのかを記載します．

「正常である」と判断した場合は，なぜ正常なのかを考えて記載します．

正常な場合は理由がないこともありますが，正常であることの要因が明確である場合には，それらの理由は，その人の強みであり，援助を行う際の強化項目となります．

例❶ 「呼吸パターンやガス交換は正常である」と判断

⬇ その理由は？
・呼吸機能障害を生じるような疾患には罹患(りかん)していないことによる
・痰をうまく喀出(かくしゅつ)することができていることによる
・腹式呼吸を上手に取り入れていることによる

援助の強み
強化項目

一方，「異常である」と判断した場合も，なぜそうなっているのかを対象者から得た情報をもとに考えます．

要因が見出されると，それは看護問題の関連因子になります．関連因子を減らすことが問題解決の糸口となります．

例❷ 「呼吸パターンが速く浅いパターンで異常である」「酸素飽和度が低下している」と判断

⬇ その理由は？
・創部痛が強いことによる
・深呼吸が十分にできないことによる
・痰が喀出できず，貯留していることによる

看護問題の
関連因子

❸ 今後，どのようなことが生じうるか

➡現在の状況が続くと，対象者にどのようなことが生じうるかを考えて記載します．

たとえば，以下のようなことを記載します．

・離床が進み，痰の貯留がないことから，呼吸器合併症を生じる危険性はない
・呼吸法に関する知識が確実となれば，日常生活において呼吸困難を生じる機会が減少する
・痰をうまく喀出できない状態が続くと，無気肺を生じ，呼吸状態が悪化する（最終的にはガス交換の障害を生じる）危険性がある
・禁煙が守れないと，呼吸器系の感染症を生じやすく，疾患が進行する危険性がある

今後の成り行きを明確化することは，現在の状態を看護問題として取りあげるかの根拠となるのはもちろん，顕在化していない問題の存在も示すことになります．

*

以上のように，解釈・判断をすることで，対象者の問題点が明確になり，目標の設定や援助内容の手がかりを得ることができます．十分な情報がないと適切な解釈・判断はできません．

また，十分な情報があっても何を解釈・判断すればよいか理解したうえで適切に解釈・判断しなければ，看護問題の抽出や看護計画の立案にはいたりません．

そのため，アセスメントはきわめて重要といえるのです．

要点 1

情報を解釈・判断（アセスメント）する際には，❶それが正常なのか異常なのか，❷その要因は何か，❸今後どのようなことが生じるか，という3つのポイントについて考えて記載する必要があります．

解釈・判断記載時の注意点

解釈・判断を書く際に気をつけたいことは？

看護学生のみならず，現場の看護師が記載した看護記録を見ると，表1のような記載がしばしばみられます．
それをふまえると，下記のような点に注意すべきだといえます．

❶ 経過のまとめになっていないか
❷ 情報の列挙になっていないか
❸ 援助内容を記載していないか

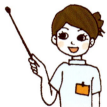

❶ 経過のまとめになっていないか

「××となっている」という表現で，××の部分に情報を記載しているのを見かけます．よくあるのは，経過をまとめているものです．情報のまとめは事実の要約であり，考えたことではありません．先に述べたアセスメントの視点（解釈・判断すべきことがら）の答えを書くことを意識しましょう．

❷ 情報の列挙になっていないか

看護学生が使用する実習記録や現場の看護記録の書式は，多くの場合情報を記入する欄の隣または下に解釈・判断（「アセスメント」と表記されていることも多い）の欄があります．情報を用いながら解釈・判断するのですが，「○○であることより△△だと考えられる」という表現で，○○の部分に大量に情報を列挙しているのを見かけます．
情報は情報欄に，しかもすぐ隣または上にあるので，見ればわかります．情報は事実であり，解釈・判断は考えたことです．解釈・判断の欄には考えたことを書きましょう．

BMI：Body Mass Index，肥満指数

表1 解釈・判断のよくある例

■50歳，男性，2型糖尿病患者の「健康知覚-健康管理」（ゴードンの機能的健康パターン）のアセスメント例

情報	解釈・判断
●主訴：口渇 ●入院目的：血糖コントロール，食事療法の見直し ●入院までの経過 ・35歳のときに糖尿病の診断を受け，6年間は通院治療していたが，治療を自分の判断で中断した ・5年前(45歳)に再受診し，教育入院，血糖降下薬(SU薬)の内服を行うが血糖値のコントロールは不良であった ・今回，血糖コントロールと再教育のために入院した ・「血糖コントロールは必要．リセットしてがんばりたい」 ・「購入したお弁当を朝と昼に分け，カロリーコントロールしていた．野菜を先に食べるようにしていた」 ・「お弁当は，揚げ物が多かった．5～10分もしないうちに食べ終わる」 ・「これといった運動はしていない．仕事で歩くときは5,000歩くらい歩く」 ●既往歴 ・35歳：脂質異常症，38歳：高血圧，46歳：右第3足趾壊疽 ●喫煙：(−) ●飲酒：ビール1,000mLをときどき ●インスリンを使用し，量を調整中 ●入院時データ ・身長175cm，体重110kg（BMI 35.9） ・HbA1c (NGSP) 10.6％，空腹時血糖 242mg/dL	●35歳のときに2型糖尿病を発症し，しばらくは通院治療できていたが，自己判断で中断し，その後再受診するが血糖コントロールはうまくできていない 　**ここに注意❶** 経過のまとめになっています！ 血糖コントロールができていない理由と今後の成り行きを書きましょう ●「お弁当を朝と昼に分け，カロリーコントロールしていた．野菜を先に食べるようにしていた」と話しており，自分では食事を気をつけていたと思っているが，「お弁当は，揚げ物が多かった．5～10分もしないうちに食べ終わる」と言っているように，食事の管理はできていなかった．そのため，HbA1c (NGSP) 10.6％，空腹時血糖 242mg/dL となっている 　**ここに注意❷** 情報の列挙になっています！ データを解釈・判断した内容を書きましょう ●糖尿病と管理方法について正しく理解できるようにすることが必要．知識をどの程度持っているか話を聞いていく 　**ここに注意❸** 具体的な援助内容になっています！ なぜ，それらを行う必要があるのか，理由を書きましょう

❸ 援助内容を記載していないか

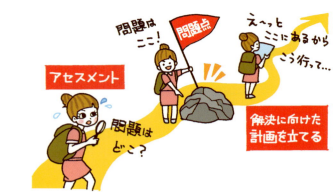

「▽▽することが必要である」「▽▽していく」と表現されているものもよく見かけます．▽▽のところに援助内容が書かれているものです．たとえば「疼痛を緩和することが必要である」「観察していく」「話を聞いていく」などです．

アセスメントの「結論」が看護問題であり，問題を解決するために看護計画を立案するわけですから，情報の解釈・判断の欄に援助内容が記載されるのは順番として適切ではありません．1章で，看護過程は系統的であることを説明しました．順番を踏むことが必要なのです．

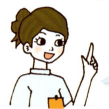

アセスメントは，対象者の問題点や強みを明確にするために行うことを意識しましょう．自分が書いた解釈・判断を読み，問題があるか，あるならどこが問題かがわかるかを確認します

> **要点 2**
> 情報の解釈・判断（アセスメント）とは，対象者の問題点や強みを明確にすることであるため，経過のまとめや情報の列挙，援助内容の記載になっていないか注意する．

解釈・判断の実践方法
解釈・判断を練習してみよう！

それでは，糖尿病の事例を使って，解釈・判断を練習してみましょう．

まずは，**表2**で，ゴードン（M. Gordon）の機能的健康パターンに基づいた糖尿病患者のアセスメントの視点を確認しましょう．そのあと，次のページの「練習問題」に示したように，情報に基づき，解釈・判断を行っていきます．

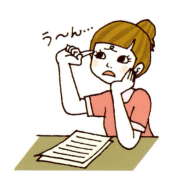

第3章　アセスメントはどうやってするの？
その❷ 情報の解釈・判断って？

表2　糖尿病患者のアセスメントの視点

カテゴリ	不可欠な視点	根拠
健康知覚 ー健康管理	● 望ましい状態を理解しているか ● 現在の健康状態をどのように知覚しているか（適正か） ● 糖尿病および合併症に関する健康管理行動は適正か ● 家族のサポートは適正か ● 感染の危険性はないか ● 身体損傷の危険性はないか	● 糖尿病により高血糖が持続すると血管壁の変性により，細胞内でのソルビトール代謝が促進し，網膜症・腎症・末梢神経障害・心筋梗塞・脳梗塞などの合併症を生じる ● 糖尿病全期にわたり血糖値・血圧のコントロールが必要である ● 血糖コントロールとして，食事のカロリー制限，運動療法，薬物療法を行う ● 糖尿病により細小血管の障害（細胞の低酸素状態），神経障害（知覚障害），貪食細胞機能障害（好中球・単球・マクロファージの機能低下），免疫機能障害（免疫グロブリン・補体の活性化・NK細胞の比率の低下）を生じ，易感染性となる ● 糖尿病による神経障害により神経因性膀胱となり，尿路感染を起こしやすい ● 末梢神経障害により外傷に気づきにくく，血流障害によって化膿を生じやすく，治癒しにくい
栄養ー代謝	● 水分・栄養摂取に問題はないか ● 電解質のバランスの異常はないか ● 皮膚の損傷はないか	● 空腹時血糖値130mg/dL未満，食後2時間血糖値180mg/dL未満，HbA1c 7.0％未満が合併症予防，進展防止に有効であるとされる ● 血糖コントロールのためにカロリー制限が必要 ● 末梢神経障害と血流障害により足病変を生じやすい
排　泄	● 尿量・尿の性状はどうか ● 排尿障害はないか ● 便の排泄に問題はないか	● 糖尿病発症後しばらくは糸球体濾過量が増加するため尿量は増加する ● 高血糖が持続すると糸球体濾過量が増加し，サイトカイン・成長因子等の作用によりメサンギウム細胞の異常を引き起こし，糸球体硬化によって腎症を生じる ● 糖尿病による自律神経障害により排尿障害（溢流性尿失禁），便秘または下痢を生じることがある．発症後しばらくは糸球体濾過量が増加するため尿量は増加する
活動ー運動	● 活動・運動は適正に行われているか ● エネルギーの需要・供給のバランスはとれているか ● 呼吸・循環の機能は正常か ● 体温調節は保たれているか ● 日常生活はどの程度自立しているか	● 血糖コントロールのために運動療法が必要である ● 糖尿病による血管病変によって内膜が肥厚すること，レニン・アンジオテンシン系の昇圧物質の増加，降圧物質の減少より高血圧となる ● 糖尿病により自律神経障害を生じると頻脈，起立性低血圧，食事性低血圧を生じることがある ● 冠動脈硬化による虚血性心疾患，心筋細小動脈病変による心筋の変化，左室肥大などから心筋障害を生じる ● 心筋障害により不整脈（それに伴う突然死）を生じることがある ● 自律神経障害により四肢（とくに足）の発汗減少，顔面・体幹部の発汗過多などの発汗障害が起こる
睡眠ー休息	● 睡眠・休息の障害はないか	
認知ー知覚	● 認知機能は正常か ● 感覚機能は正常か	● 糖尿病による毛細血管内皮細胞の異常により，増殖性変化（硝子体出血，網膜剥離，血管新生緑内障）と黄斑症などの非増殖性変化を生じ，視力低下を起こす ● 網膜血管の血流自動調節能が障害されると，高血圧によっても網膜症の症状が悪化する ● 糖尿病により末梢神経障害を生じる
自己知覚 ー自己概念	● 自分の身体をどのようにとらえているか（混乱はないか） ● 自己概念・自尊感情の脅威はないか	● 体重減少による体型の変化，自己注射の導入，合併症による障害（視覚障害，壊疽による身体欠損，透析の導入など）を生じると，ボディイメージ等の変容をせまられる
役割ー関係	● 家族関係に問題はないか ● 役割遂行に問題はないか ● コミュニケーションをとることができるか	● 自己注射，合併症発症（視覚障害，透析の導入）などにより役割遂行に支障をきたすことがある
性ー生殖	● 性に関する問題はないか ● 生殖に関する問題はないか	● 糖尿病による自律神経障害によって勃起障害が起こることがある
コーピング ーストレス耐性	● ストレス障害が生じていないか ● ストレスと対処方法はどうか	● ストレスは血糖値を高める
価値ー信念	● 価値・信念とヘルスケアシステムの間に対立はないか	● 価値・信念は生活や治療を管理していくうえでベースとなる

看護過程の解体新書　43

練習問題

次の表の「解釈・判断」の空欄（㋐〜㋒）に記入してみましょう．

> ゴードンの機能的健康パターンは書式なので，心理社会面のアセスメントには，中範囲理論を用いたほうが対象者を理解しやすくなります．
> たとえば，「健康知覚－健康管理」の解釈・判断を，健康信念モデルを用いて行うと，▭ のようになります

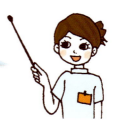

カテゴリ	情報	解釈・判断	
健康知覚－健康管理	●主訴：口渇 ●入院目的：血糖コントロール，食事療法の見直し ●入院までの経過 ・35歳のときに糖尿病の診断を受け，6年間は通院治療していたが，治療を自分の判断で中断した ・5年前（45歳）に再受診し，教育入院，血糖降下薬（SU薬）の内服を行うが血糖値のコントロールは不良であった ・今回，血糖コントロールと再教育のために入院した ・「血糖コントロールは必要．リセットしてがんばりたい」 ・「購入したお弁当を朝と昼に分け，カロリーコントロールしていた．野菜を先に食べるようにしていた」 ・「お弁当は，揚げ物が多かった．5〜10分もしないうちに食べ終わる」 ・「これといった運動はしていない．仕事で歩くときは5,000歩くらい歩く」 ●既往歴 ・35歳：脂質異常症，38歳：高血圧，46歳：右第3足趾壊疽 ●喫煙：（－） ●飲酒：ビール1,000mLをときどき ●インスリンを使用し，量を調整中 ●入院時データ ・身長175cm，体重110kg（BMI 35.9） ・HbA1c（NGSP）10.6％，空腹時血糖 242mg/dL	●食事療法，運動療法が守れず，SU薬への反応も不良であり，血糖のコントロールができていない ●足病変，神経障害の合併症を生じるところまで疾患が進行している ●血糖コントロールの必要性は理解しているが，これまでに指導された内容を適正に理解しているわけではないこと，性格的に欲求のコントロールが困難であること，サポートしてくれる家族の存在の不足，糖尿病の成り行きに対する認識の不足などがあり，自己管理が不良となっていると考えられる	血糖コントロールのための行動の有益性が十分に理解されていない 今後も合併症を生じる危険性が高い状態であること，合併症を生じると日常生活・社会生活を始め生命にも影響を及ぼすことが認識できていない．このままではまずいという危機感が乏しい
栄養－代謝	●口腔内の状態 ・粘膜損傷はないが「噛みしめると歯が痛い」 ・口臭なし ●皮膚の状態 ・下肢はやや乾燥し，爪白癬あり ・左第1足趾に血腫あり ・左第3足趾に胼胝あり，自己処理している ・靴はオーダーメードのものを着用している ●入院時検査データ：WBC 8,200/μL，RBC 560万/μL，Hb 16.2g/dL，Ht 48.0％，PLT 19万/μL，CRP 0.1mg/dL，Alb 4.0g/dL，AST 34IU/L，ALT 40IU/L，ALP 258IU/L，γ-GTP 100IU/L，TC 240mg/dL，HDL-C 30mg/dL，TG 148mg/dL	［㋐］	
排泄	●排便：2〜4日に1回，下痢か便秘，「薬は使っていない」 ●排尿：5〜6回／日，「排尿のしづらさはない」 ●入院時検査データ：BUN 21mg/dL，Cr 0.70mg/dL，Na 136mEq/L，K 4.5mEq/L，Cl 98mEq/L，尿タンパク（＋1），尿糖（＋4），尿中Alb 160.9mg/L	［㋑］	

カテゴリ	情報	解釈・判断

活動ー運動	● 1日の過ごし方：6：30 起床，7：00 インスリン注射・朝食，8：00 出社（車で移動），11：30 インスリン注射・昼食，18：00 インスリン注射・夕食，22：00 インスリン注射，23：00 就寝
	● 運動：「2日に1回2万歩歩けばいいと言われたけど，続かない．運動するのは好きだけど，決まった運動はしていない」「休日は家でごろごろしている」
	● 呼吸状態
	  ● 18回/分（規則的），安静時SpO$_2$ 99％
	  ● 「早歩きで歩くと息切れがする」
	  ● 睡眠時無呼吸症候群の疑いあり
	● 体温：36.0℃，脈拍：78回/分（整），血圧：130/82mmHg
	● ECG：異常所見なし，胸部症状なし
	● 末梢循環：下肢冷感あり，両側足背動脈の触知可
	● 四肢の麻痺なし，運動失調なし
	● ADL：自立している
		[ウ]

睡眠ー休息	● 睡眠時間：7時間30分，日中眠いことが多い ● 睡眠時無呼吸症候群の疑いあり	● 睡眠時無呼吸症候群があれば，それが糖尿病の要因となる
認知ー知覚	● JCS：0，質問の受け答えは適切に行える ● 視機能：近視のため眼鏡使用 ● 四肢の感覚：両下肢の末梢にしびれ感あり，「就寝前に足がつる」 ● 疼痛：なし	● 認知機能の障害はない ● 末梢神経障害を生じており，足病変の要因となっている
自己知覚ー自己概念	● 「糖尿病は自覚症状がないから怖い」 ● 壊疽を生じたときの写真を見せてくる ● 「リセットしてがんばりたい」 ● 「性格は自分に甘く，我慢ができない，悩まない」 ● 会話時視線を合わせ，笑顔で話す	● 下肢の壊疽を生じているにもかかわらず，それが危機感を高める要因になっていない ● 自分のこれまでの健康行動を否定しているが，自己否定までにはいたっていない ● 性格特性が自己管理がうまくいかない要因となっていることを自覚できている
役割ー関係	● 自動車製造会社に勤務，定時で退社できる ● 母親の生前は後輩を連れてよく旅行に行ったりした ● 母親は他界し父親と2人暮らし ● 「栄養管理をしてくれる奥さんが欲しい」「父は脳梗塞の後遺症があって，短期間ならどうにか1人で生活できるが，病院には来れない」	● 勤務形態が血糖コントロールの阻害要因になっているとは考えられない ● 生活管理をサポートしてくれる人がいない，これが血糖コントロールの阻害要因となっている
性ー生殖	● 自覚症状なし	● 神経障害により勃起障害となることがあるが，現在のところ問題はない
コーピングーストレス耐性	● 「脳梗塞の父親の面倒をみることが負担，気軽に旅行にいくこともできなくなった」「治療がとくにストレスになるようなことはない，食事制限も大丈夫」	● 父親の介護がストレスになっていて，適切な対処がとられていない，ストレスの蓄積は血糖値上昇の要因となる ● 治療にストレスを感じないのは，その程度の管理にしかなっていないことの表れと考えられる
価値ー信念	● 「家は仏教だけど，信仰心が強いわけではない」 ● 「そんなにあくせくすることなく生活したい」	● 窮屈な管理は長続きしないことが予測される

入院が行動変容の契機となる可能性がある

血糖コントロールのための行動のマイナス面を認識していない

ADL：activities of daily livings，日常生活動作

解答例

栄養−代謝 [ア]	● 食事の管理が不十分で，消費カロリーも少ないため肥満（3度）であり，脂質異常症が持続している．また，肝機能障害が疑われる ● 現在，感染徴候はないが，高血糖が続いているため免疫力の低下が考えられる ● 両足背の動脈触知は可能であるが，神経障害と末梢の血流障害により足病変を生じている．高血糖の持続による免疫力の低下により，下肢の傷からの感染や壊疽を生じる危険性がある
排泄 [イ]	● 自律神経系の障害により便の性状に異常が生じている．問題として取りあげるほどの状態ではない ● 排尿障害はない．微量アルブミン尿となっているが，腎機能障害を示すデータはなく，血糖コントロール不良によるものと考えられる
活動−運動 [ウ]	● 適正なエネルギー摂取・消費バランスになっていない ● 肥満（3度）であり，睡眠時無呼吸症候群の疑いがある．睡眠時無呼吸症候群であれば，覚醒反応と交感神経緊張によってカテコラミン分泌やレプチンやインスリンの抵抗性が増加し，糖尿病や高血圧を悪化させることにつながる ● 高血圧は内服薬によりコントロールされており，今のところ心疾患の徴候はない ● 足背動脈の触知は可能であるが，下肢冷感や足病変の存在は末梢の血流障害があることを示していると考えられる ● 脳血管障害を疑わせる症状はない ● 足病変，末梢神経障害はあるが，ADLを阻害する要因にはなっていない

Keyword 健康信念モデル

健康信念モデルを下に示します．このモデルは，人が「このままだと病気や合併症になる可能性が高いということ」や，「病気や合併症になると，その結果が重大であるということ」を認識するとともに，行動のきっかけとなるようなことがあり，行動のマイナス面よりプラス面が多いと認識することで健康行動をとることができるというものです[1]．

■健康信念モデル

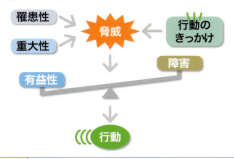

罹患性	このままだと病気や合併症になる可能性が高いということ
重大性	病気や合併症になると，その結果が重大であるということ
脅威	危機感
有益性	行動のプラス面
障害	行動のマイナス面

松本千明：医療・保健スタッフのための健康行動理論の基礎―生活習慣病を中心に．p.4〜5，医歯薬出版，2013．より引用

Keyword ストレスコーピング理論

「コーピング−ストレス耐性」については，ラザルス（R. S. Lazarus）の「ストレスコーピング理論」を用いると理解しやすくなります．

ストレッサーを経験した際には，それをどう解釈するかによって，ストレッサーとなるかどうかが決まります．これが「認知的評価」です．

ストレッサーであると評価された場合には，それを対処する行動，「コーピング」が機能します．

■ラザルス「ストレスコーピング理論」

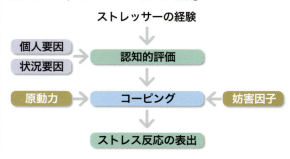

要点 3

心理社会面のアセスメントでは，中範囲理論を用いると解釈・判断がしやすくなる．

第3章 アセスメントはどうやってするの？
その❷ 情報の解釈・判断って？

適正な解釈・判断

クリティカルシンキングって？

　適正な解釈・判断をするためには，クリティカルに推論を行うことが必要です．ポイントは，事実と一致するように矛盾のない説明を行うことです．

　A→B（AによりBとなっている，AによりBを生じる可能性／危険性がある）を説明することが多いと思います．「○○であることより△△だと考えられる」の○○はA，△△はBとなります．

　AとBが事実の場合と，Aは事実でBが成り行き（予測）の場合があります．

　一般に，A→Bを推論する際には，右の3つの点に注意することが必要です．

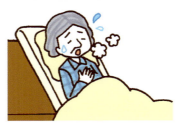

A　創部痛により＝**事実**
B　深呼吸できない＝**事実**

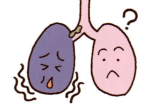

A　痰の貯留により＝**事実**
B　呼吸器合併症の危険がある＝**予測**

❶ Aは複数ある
❷ Bは複数ある
❸ A⇔Bもある

❶ Aは複数ある

　「創部痛により深呼吸をすることが困難である」という推論は，対象者本人から「傷が痛くて深呼吸ができないんだよ」と訴えられ，実際に呼吸が浅く，深呼吸を促してもできなければ妥当といえます．

　しかし，便秘のように要因が複数ある場合は，1つのAではないことがあるため，よく考えてみることが必要です．

　「○○によって便秘となっている」と推論するときに，便の性状や症状を把握し，便秘の種類（器質性なのか機能性なのか，機能性便秘の場合，弛緩性なのか痙攣性なのか直腸性なのか）を考えつつ，原因と結びつける作業を行います．

　「AによりBとなっている」というには，「AでないとBではない」ということになるのか，考えてみることが大切です．

　「活動量が低下したことにより（腸蠕動運動の低下）便秘となっている」と推論する場合，「動いていれば便秘に

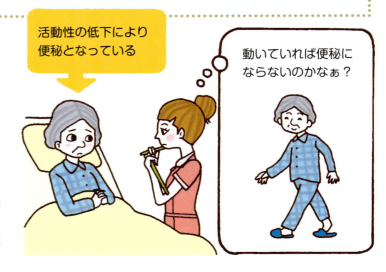

活動性の低下により便秘となっている

動いていれば便秘にならないのかなぁ？

はならないのか？」と考えてみることです．それにより，「食事摂取量が少ないこともある」と，ほかの理由も思い当たるかもしれません．

　このように，A（原因）には複数あって，その中で何が一番B（結果）に関与しているかと考えるようにします．

❷ Bは複数ある

「創部痛により深呼吸をすることが困難である」という推論は妥当だとしても，創部痛があることで生じる不都合は，深呼吸ができないばかりでなく，離床が遅れる，効果的な咳嗽ができない，食事がとれない，睡眠がとれない，などさまざまです．

疼痛のことを分析する場合は，上記のように創部痛からどのようなことが引き起こされているか，B（結果）を列挙する必要があります．

一方，呼吸状態を分析する場合は，深呼吸ができない原因を列挙する必要があります．何を解釈・分析するかによって記述が異なるのです．

それにより，呼吸状態の改善に主眼をおき，正常な呼吸を妨げている要因として創部痛を改善するという位置づけにするのか，創部痛の改善に主眼をおき，創部痛により引き起こされている弊害を改善するという位置づけにするのかが異なってきます．

解釈・判断により目標の設定と具体策が変わってくるので，幅広く考えてみることが必要です．

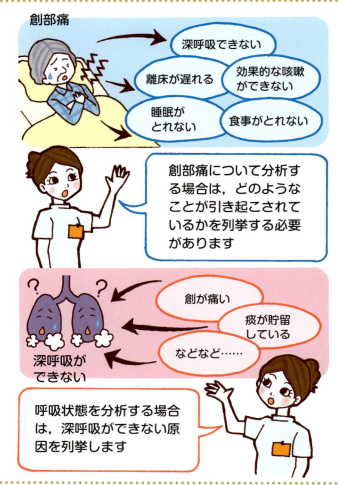

❸ A⇔Bもある

食事が十分に摂取できないと腸への刺激が低下して便秘になり，便秘になると腹部の不快感から食事摂取量が減るということがあります．心理的な面でも，ストレスが高じて過剰な食事摂取を行い，その行為そのものが再びストレスになるという，悪循環もあります．

このように，一方向だけの関係ではない場合，どちらかを原因として原因を減らすというより，悪循環を断ち切るような介入が必要となるため，状況をよく分析するようにします．

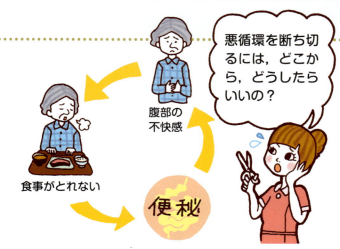

❹ 類推

　対象者の心理社会的側面を解釈・判断する場合，おかれた状況が似ているからといって同じだと言えないことがあります．

　たとえば，CさんとDさんは脳梗塞で片麻痺となり，在宅療養を行う患者さんだとします．片麻痺になり，自宅で生活することは誰にとっても苦難ですが，退院後の生活は，本人や家族の出来事の受け止め方，対処方法により異なることが予測されます．また，家族などのサポートや用いることのできる社会資源によっても変わってきます．

　状況が似ているというだけで解釈・判断するのではなく，本質的な側面がどうなのか考えるようにすることが必要です．

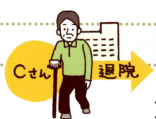
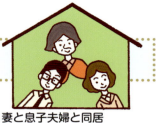
・妻と息子夫婦と同居
・息子夫婦は共働き

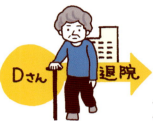
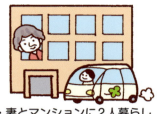
・妻とマンションに2人暮らし
・週3回ヘルパーが来る

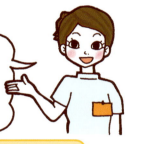

似ているようにみえても，本質的な側面を考えることが必要です！

要点4

適正な解釈・判断をするためには，クリティカルシンキングが有効であり，原因と結果に矛盾がないよう，検証する必要がある．

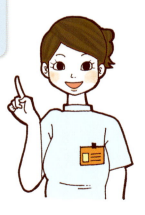

アセスメントの次は「問題点の抽出（看護診断）」です．適正な（に）情報を収集し，その情報を適正に解釈・判断することが妥当な問題抽出につながるという点で，アセスメントは重要だということを，今一度心に留めておいてください

参考文献
1) 松本千明：医療・保健スタッフのための健康行動理論の基礎―生活習慣病を中心に．p.4〜5，医歯薬出版，2013．
2) 道田泰司・宮元博章著，秋月りす漫画：クリティカル進化論―『OL進化論』で学ぶ思考の技法．p.106〜113，北大路書房，1999．

MEMO

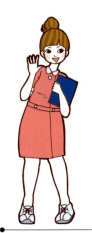

第4章

問題点の抽出（診断）ってどういうこと？

- ◆ 問題点の抽出
- ◆ 健康問題の種類
- ◆ 看護上の問題の種類
- ◆ 問題点を示す方法
- ◆ クリティカルシンキング

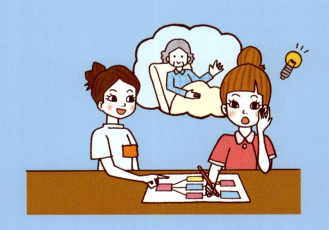

第4章 「問題点の抽出（診断）」の目標

「問題点」にはさまざまな種類があることを理解したうえで，正しく抽出する方法を学ぼう

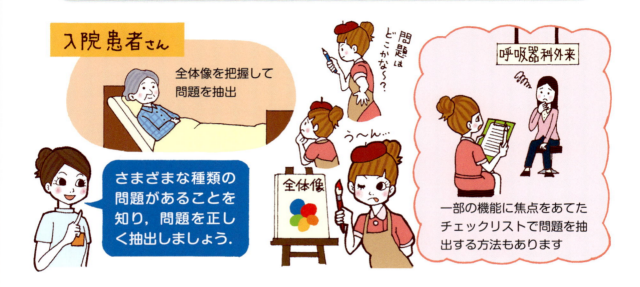

　対象者の問題点を抽出する方法としては，①対象者の全体像を把握して行う方法，②一部の機能に焦点をあてたアセスメントシートを用いたり，よくある問題点のリストをチェックしたりして抽出する方法，の2つがあります．

　①の方法は，主に入院患者に対して用いられます．一方，②の方法は，外来や手術室などで用いられます．慢性の呼吸器疾患で外来通院している患者に対して，呼吸器系のアセスメントシートを用いて問題点を抽出したり，慢性呼吸不全の患者でしばしばみられる問題点をリストアップし，それらの問題が生じていないかをチェックしたりするような方法です．

　この場合も，カンや経験から問題点を出すのではなく，対象者から情報をとり，頭の中でその情報を解釈・判断して問題点をチェックします．

　今回は，①の，入院時に全体像を把握して問題点を抽出する方法を取りあげます．

　前章で学んだように，情報を解釈・判断することによって，対象者の抱える問題や課題が明らかになってきます．それが「問題点の抽出」につながるわけですが，このとき，問題にはさまざまな種類があることを知っておくことが大切です．

　前章でも少し触れましたが，「異常がある」という状態だけでなく，「いまは異常ではないが，異常を生じる危険性がある」といった状態や，「もっとよくしたい」といった前向きな状態も看護問題となりうるからです．

　こうした点を理解したうえで，対象者にとっての問題点を正しく抽出する方法を学びましょう．

第4章 問題点の抽出（診断）ってどういうこと？

問題点の抽出

問題点はどこから・どのようにして抽出するの？

　ゴードン（M. Gordon）やヘンダーソン（V. Henderson）などのデータベースを用いると，まずは，カテゴリごとに情報を解釈・判断します（3章p.39〜参照）．

　大きく分けて，**表1**の3つのように判断された内容が問題点となります．

　①の「正常ではない」ことや，②の「異常を生じる危険性がある」ことが問題点と結びつくことは，予想できますね．それ以外にも，③「改善しつつある」「もっとよくしたい」などの判断も問題点となりうるのです．

　ヘンダーソンの「基本的看護の構成要素」を枠組みとして用いた場合は，「ニードが充足しているかどうか」をアセスメントするため，「ニードが充足されていない」と判断されたことが問題点に結びつきます．

　ゴードンの機能的健康パターンを用いた場合は，対象者の健康パターンを「機能障害的パターン」「機能障害的パターンのリスク状態」「機能的健康パターン」の3つに分類します（**表1**）．

表1　問題点となること

	解釈・判断の内容	ゴードンの機能的健康パターンにおける3つの健康パターン
①	●正常ではない ●通常から逸脱している ●適正ではない	➡ 機能障害的パターン 標準的でない行動をとっている，または対象者なりの健康を示す基準値を満たしていない行動，および機能全体に悪影響を与える行動をとっている状態
②	●異常を生じる危険性がある ●通常から逸脱する危険性がある ●不適切となる可能性がある	➡ 機能障害的パターンのリスク状態 機能障害的健康パターンになる危険性がある状態
③	●改善しつつある ●もっとよくしたい	➡ 機能的健康パターン 健康な状態，ウェルネスな状態

要点1
問題点は，情報を解釈・判断して，①正常ではない，②異常を生じる危険性がある，③改善しつつある，もっとよくしたい，と判断されたところから抽出する．

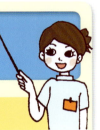

質問！ 問題点につながるような判断が複数ある場合はどうするの？

➡ **優先順位を検討します**

　それぞれのカテゴリで行われた判断のうち，問題点につながるような判断が複数ある場合には，それらのいくつかが内容的に同じことを示していたり，ある判断が別の判断の要因になっていたりすることがあります．

　そのため，問題となりそうなことがらをリストアップして精選します．それによって問題点が複数抽出された場合は，優先順位を検討します．

　このほか，とくに状態の変化が著しい重症患者の場合は，ただちに介入を必要とする問題と，状態が安定してから取り組んだほうが効果的だと思われる問題があります．そのため，対象者の状態により，問題点を取りあげるタイミングを検討します．

看護過程の解体新書　53

健康問題の種類

患者さんの健康問題には，どのような種類があるの？

対象者の健康問題は必ずしも看護師の介入だけで解決できる問題（＝看護上の問題）ばかりではありません．「潜在的合併症」とよばれる問題や，他職種とともに介入したほうが効果的に解決できる問題もあります．

アルファロ(R. Alfaro-Lefevre)は，健康問題を看護診断(Nursing Diagnosis)，医学的診断(Medical Diagnosis)，潜在的合併症(Potential Complications)，多職種との協働が必要な問題(Multidisciplinary Problem)に分類しています[1]．また，看護診断と医学的診断の違いを**表2**のように示しています．

❶ 看護上の問題

看護師に問題を確定して介入する権限があり，看護介入によって改善や軽減が見込まれる問題です．アルファロのいう「看護診断」のことです．

NANDA-Iでは「看護診断」を「実際にある健康問題，あるいは起こるおそれのある健康問題とライフプロセスに対する個人，家族，地域の反応についての臨床判断」と定義しています．

❷ 潜在的合併症

疾患，検査・治療などによって生じる危険性のある身体的な問題です．共同問題(Collaborative Problem)ともいいます．

臨床現場では，潜在的合併症の使用を極力避けるように指導しているところもあります．潜在的合併症を用いるような状態というのは，とりわけ，合併症を起こしやすい場合とするのが妥当だと思われます．

NANDA-Iの看護診断ラベルには「感染リスク状態」「出血リスク状態」「血管外傷リスク状態」「ショックリスク状

表2 看護診断と医学診断の比較

	看護診断	医学診断
主な焦点	1.疾患，外傷，生活上の変化が患者や家族に与える影響(人間の反応) 2.自律的な機能の問題(ADL) 3.QOLの問題(例：疼痛，希望する活動を行う能力)	1.疾患，外傷，病態生理 2.複雑な脳神経や行動の障害 3.QOLの問題(例：痛み，希望する活動を行う能力．ただし看護診断ほどは重視されない．この種の問題は医師以外の職種に任される場合が多い)
問題の重要な管理者	看護師(理学療法士，医師などの医療専門職が担当することもあるが，状態のモニタリングと資源の割り当てを行う責任は看護師にある)	医師または上級実践看護師(APN)
確定診断	看護の領域において確定診断を行う権限がある	看護師は医師または上級実践看護師の確定診断を求めなければならない
看護の責任	1.症状と徴候，危険因子の確定 2.実際に起きている問題と起きる可能性のある問題を早期に発見する 3.問題を予防・矯正・コントロールするための包括的計画を実施する(看護師は問題の重要な管理者である) 4.看護ケアに対する患者の反応をモニタリングする	1.危険因子と予想される潜在的合併症の確定 2.潜在的合併症の症状と徴候を早期発見・報告するためにモニタリングする 3.問題と潜在的合併症を予防または最小化するための，看護の領域内の行為を実施する 4.医師が指示する行為を実施し(医師または上級実践看護師が問題の重要な管理者である)治療に対する反応をモニタリングする

R. アルファロ－ルフィーヴァ著：基本から学ぶ看護過程と看護診断，第7版(本郷久美子監訳)，p.141，医学書院，2012. より引用

態」などのように潜在的合併症を示す問題も含まれているので，合併症を起こす危険性が高い場合のみ問題点として取り上げ，それをNANDA-Iの看護診断ラベルで示す方法があります．

ただし，その問題が患者・家族や看護師の介入で予防できるものでなければ，NANDA-Iの看護診断ラベルを用いるべきではないという考え方もあるので，問題の確定にあたっては注意が必要です．

また，その疾患で，その検査や治療を受けるのであれば誰でも起こす危険があるような，ハイリスクでない場

QOL：quality of life，生活の質

合は，個別の健康問題として取りあげずに標準看護計画を用いる方法もあります．

❸ 多職種との協働が必要な問題

看護師だけでなく，医師，薬剤師，管理栄養士，理学療法士，作業療法士などの複数の職種が同時に介入することで解決が見込まれる問題です．

どの対象者もチームアプローチを受けているので，多職種との協働が必要な問題を取りあげてもよいと思いますが，実際にはそれぞれの職種が自らのアセスメントによって問題点を抽出して介入し，カンファレンスや電子カルテ上でお互いの状況を確認しているところが多いのではないでしょうか．

少なくとも専門チームによる介入を受けている対象者については，多職種チームのカンファレンスでゴールと問題点を共有するとよいと思われます．

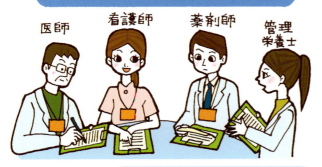

多職種チームでゴールと問題点を共有

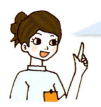

専門チームには，褥瘡管理チーム，緩和ケアチーム，糖尿病チーム，栄養サポートチーム，摂食・嚥下チーム，感染症対策チーム，呼吸ケアサポートチーム，リハビリテーションチームなど，さまざまな種類があります

Keyword 共同問題

カルペニート（L. J. Carpenito-Moyet）は，潜在的合併症のことを「Collaborative Problem（共同問題）」と示しています．

共同問題には，看護師による介入と医師による介入の両方が必要となります．たとえば，看護師は合併症が発症していないか観察を続け，医師が処方した薬剤を指示通りに点滴投与する，といった介入を行います．

潜在的合併症を，カルペニートが示した共同問題を用いて表すと，心臓の術後合併症として生じる心拍出量低下や不整脈，呼吸器合併症は，PC：心拍出量低下，PC：律動異常，PC：無気肺，肺炎となります．

また，抗がん薬の治療による副作用は，PC：抗腫瘍薬の有害反応となります．

PC：potential complication，潜在的合併症

Keyword 標準看護計画

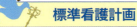

代表的な疾患や病態別に，標準化して作成した看護計画のことです．臨床において，施設ごとに作成され，電子カルテシステムに組み込まれていることが多くなっています．

みなさんも，看護計画を立案する際に参考にしたことがあるかもしれませんね．ただし，標準看護計画はあくまで標準化されたものです．そのまま用いると，患者さんの個別性に合わせた看護実践はできないため，注意が必要です．

要点2

対象者の健康問題では，①看護師の介入で解決が見込まれる「看護上の問題」のほか，②潜在的合併症（共同問題），③多職種との協働が必要な問題，がある．

看護上の問題の種類

「顕在的な問題」「潜在的な問題」って具体的にどういうこと？

問題点の抽出で示したように，看護上の問題を分類すると図1のようになります．

❶ 顕在的な問題

【実在する問題】

実際にあるいは現実に生じている問題で，「正常ではない状態」「通常から逸脱している状態」「適正ではない状態」です．

ゴードンによるNANDA-Iの看護診断ラベルの分類では，次の3つに分かれます．

NANDA-Iの看護診断ラベルでは…

体液量不足，体液量過剰，皮膚統合性障害，便秘，下痢　など	→	最近までは機能的健康パターンだったのが，現在は機能障害的パターンになっていることを表す問題
非効果的健康維持，過体重，慢性疼痛　など	→	長期に渡って機能障害的パターンが続いている（慢性化している）ことを表す問題
ペアレンティング障害，親役割葛藤　など	→	発達の遅れや中断があることを表す問題

【ウェルネス問題】

「よりよくしたい」という，より高い健康レベルへの移行を目指している状態のほか，ある健康レベルからより高い健康レベルへ移行している状態，現在すでによい状態にある，悪化することなく状態を維持していることを表します．

アルファロは，診断を行う際に，強みを見出すことの必要性を述べています[2]．強みを見出すということは，目指す目標（Goal）があって，その到達に向けて何が強みになるか？　と考えるとわかりやすいと思います．

図1　看護上の問題の種類

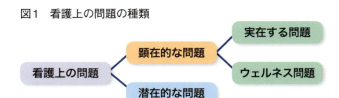

NANDA-Iの看護診断ラベルでは…

| 健康管理促進準備状態，栄養促進準備状態，知識獲得促進準備状態，セルフケア促進準備状態　など | → | ヘルスプロモーション型看護診断といわれ，特定の健康行動強化に対する前向きな姿勢として表れる |

❷ 潜在的な問題

現在は生じていないが，予防しなければ起こるおそれのある問題で，「異常を生じる危険性がある状態」「通常から逸脱する危険性がある状態」「不適切となる可能性がある状態」です．

NANDA-Iの看護診断ラベルでは…

| 感染リスク状態，身体損傷リスク状態，窒息リスク状態，誤嚥リスク状態　など | → | 現在は機能的健康パターンだが，今後機能障害的パターンに変化する危険があることを示す問題 |
| 発達遅延リスク状態，愛着障害リスク状態，ペアレンティング障害リスク状態　など | → | 発達や成長が遅延したり中断したりする危険性があることを示す問題 |

> **要点3**
>
> 顕在的な問題には，実在する問題と，「よりよくしたい」というウェルネス問題とがある．一方，潜在的な問題は，予防しなければ起こるおそれのある問題である．

第4章 問題点の抽出（診断）ってどういうこと？

問題点を示す方法

問題点はどのような言葉で表現したらいいの？

❶ 顕在的な問題の表現方法

【実在する問題の表現方法】

➡「△△により○○となっている」
　「△△に関連した○○」と表します．
　　↓　　　　　↓
　原因・要因　問題を示す人の反応（症状，行動など）

たとえば，
「食事・水分摂取の不足により便秘となっている」
「水分喪失と摂取不足に関連した体液量不足」
というように表します．

　このとき，原因・要因には，看護介入が可能なものを取りあげます．その理由は，原因・要因に疾患や障害，検査や治療をあげても，看護介入で疾患や障害を治癒させることはできないうえ，検査や治療を取りやめることもできないからです．

　原因・要因を考えたときに，疾患や障害，検査や治療法しか思いあたらない場合は，実在する問題ではなくウェルネス問題とするか，個別の問題点とせずに標準看護計画で対応する，あるいは多職種による介入が必要な問題とするほうが妥当です．

　たとえば，脳卒中により右片麻痺となり，車椅子への移乗動作が1人でできない患者の問題点を，「脳卒中によって移乗動作ができない」とした場合，脳卒中への介入も移乗動作への介入も，多職種によります．

　看護上の問題を抽出するには，車椅子への移乗動作を日常生活の中でどのように用いるのかという視点で分析するとよいでしょう．

　つまり，移乗動作が困難なことで生じている日常生活遂行上の困難や苦痛を問題とするのです．

例：手術によって創部痛がある場合，問題点はどのように表現する？

　たとえば，「手術によって創部痛がある」という場合は，手術を行ったことについては，どうすることもできません．手術後は少なからず疼痛を伴うので，ほかに要因がなければ，個別の問題とせず標準看護計画で対応します．

　もし，患者が咳や体動の適切な仕方を習得していないことで創部痛が増強するのであれば，そちらを問題とし，「適切な咳嗽や体動の方法を習得していないことにより創部痛がある」と表します．

手術 → 適切な咳嗽・体動の方法を習得していない → 創部痛

【ウェルネス問題の表現方法】

➡「高い健康レベルへの移行を目指している」
　「より高いレベルへ移行している」
　「現在すでによい状態にある」
　「悪化することなく状態を維持している」
　ということを表現します．

たとえば，
「より詳しい知識獲得を望んでいる」
「栄養状態が改善しつつある」
「母乳栄養良好」
「トイレへの歩行を維持している」
などと表します．

❷ 潜在的な問題の表現方法

➡「△△により○○の危険性がある」
「△△に関連した○○の危険性」というように表します．
　↓　　　　↓
危険因子　問題を示す人の反応（症状，行動など）

たとえば，
「転倒要因を多数持つことにより再度転倒する危険性がある」
「感染予防行動が不十分であることに関連した感染の危険性」
などと表します．

ここでも問題を引き起こす要因（危険因子）が，疾患や検査，治療しか思いあたらない場合には，潜在的合併症であると考えます．

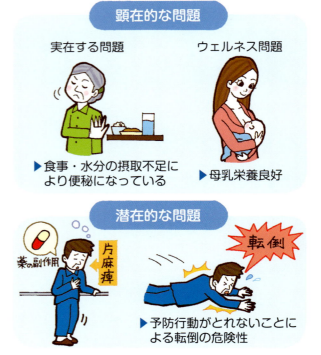

Keyword　看護診断ラベル

データベースにNANDA-IのタキソノミーⅡやゴードンの機能的健康パターンを用いている場合は，看護上の問題をNANDA-Iを用いて表します．それらのデータベースがNANDA-Iに結びつくように開発されているからです．

NANDA-Iは看護診断の採択や分類法の開発を行っている組織で，承認された看護診断は「NANDA-I　定義と分類」（上鶴重美編訳，医学書院）に収められています．

問題点を表す看護診断ラベルの構造は**表3**のように7つの軸からなっています．したがって，使用する軸の整合性を確保すれば，「NANDA-I　定義と分類」にリストされていない新しい看護診断ラベルを作ることは可能です．

しかし，初学者は，承認された看護診断ラベルを用いることが安全で確実といえます．

まず，看護診断に結びつくパターンあるいは領域のアセスメントをもとに，該当する診断ラベルを探し，定義を読んで対象者の状態と一致するかを確認します．

次に，実在型，ヘルスプロモーション型，シンドローム*型の問題は「診断指標」をチェックします．リスク型の問題は「危険因子」をチェックします．定義が対象者の状態に一致し，診断指標または危険因子が複数一致すれば，その看護診断ラベルでよいことになります．

＊同時に起こる特定の看護診断のまとまりを表す臨床判断．同じような介入によってまとめて対処することが最善策となる

第4章 問題点の抽出（診断）ってどういうこと？

表3 NANDA-I 看護診断の軸

軸	内容	
第1軸	診断の焦点	診断の中核である「人間の反応」(human response)を表す ● 1つ以上の名詞，形容詞
第2軸	診断の対象	看護診断を確定される人（人々） ● 個人，介護者，家族，集団，地域社会（コミュニティ）
第3軸	判断	診断焦点の意味を限定または指定する記述語や修飾語 ● 複雑化，毀損，／機能低下，減少，防衛的，不足（質や成分が不十分），遅延，剥奪，機能停止，統合障害，不均衡，混乱，機能障害，解放的，効果的，促進，過剰，減退，虚弱，機能的，平衡異常，障害，非効果的，不足（不適当な，役に立たない），中断／破綻，不安定(Labile)，低下，統合，過剰負荷，知覚的，準備状態，リスク状態，リスク傾斜，坐位中心，状況的，不安定(Unstable)
第4軸	部位	身体の一部／部分，そして／またはそれらに関連する機能 ● 聴覚の，膀胱，身体，腸管，胸／乳房，心臓の，心臓と肺の，心臓血管の，脳，目，胃腸の，性器の，味覚の，頭蓋内の，運動感覚，肝臓，口腔，粘膜，神経血管の，嗅覚の，口腔の，末梢の，末梢血管の，腎臓の，皮膚，触覚の，組織，血管の，静脈の，視覚の，泌尿器，尿路
第5軸	年齢	診断の対象の年齢 ● 胎児，新生児，乳児，小児，青年，成人，高齢者
第6軸	時間	診断の焦点の期間 ● 急性，慢性，間欠的，持続的
第7軸	診断の状態	問題やシンドロームが実在するのかまたは潜在するのか，あるいはヘルスプロモーション型としての診断カテゴリー化を意味する ● 問題焦点型，ヘルスプロモーション型，リスク型

T. H. ハードマン編，上鶴重美編訳：NANDA-I 看護診断−定義と分類2018-2020，医学書院，2018．をもとに作成

事例（糖尿病）に基づいた問題点の抽出と表現

3章で糖尿病の事例の解釈・判断を行いましたが，今回は，その解釈・判断から問題点を抽出してみましょう．

まず，情報とその解釈・判断を示した表(**表4**)をもとにして，その解釈・判断の内容がどのような関係にあるか，**図2**のように図示します．

そこから導き出された問題点を表現していきます．

表4 糖尿病の事例の解釈・判断

カテゴリ	情報	解釈・判断
健康知覚－健康管理	● 主訴：口渇 ● 入院目的：血糖コントロール，食事療法の見直し ● 入院までの経過 　● 35歳のときに糖尿病の診断を受け，6年間は通院治療していたが，治療を自分の判断で中断した 　● 5年前(45歳)に再受診し，教育入院，血糖降下薬(SU薬)の内服を行うが血糖値のコントロールは不良であった 　● 今回，血糖コントロールと再教育のために入院した ●「血糖コントロールは必要．リセットしてがんばりたい」	● 食事療法，運動療法が守れず，SU薬への反応も不良であり，血糖のコントロールができていない ● 足病変，神経障害の合併症を生じるところまで疾患が進行している ● 血糖コントロールの必要性は理解しているが，これまでに指導された内容を適正理解しているわけではないこと，性格的に欲求のコントロールが困難であること，サポートしてくれる家族の存在の不足，糖尿病の成り行きに対する認識の不足などがあり，自己管理が不良となっていると考えられる

看護過程の解体新書 59

カテゴリ	情報	解釈・判断
健康知覚 ー健康管理	● 「購入したお弁当を朝と昼に分け，カロリーコントロールしていた．野菜を先に食べるようにしていた」 ● 「お弁当は，揚げ物が多かった．5～10分もしないうちに食べ終わる」 ● 「これといった運動はしていない．仕事で歩くときは5,000歩くらい歩く」 ● 既往歴 ● 35歳：脂質異常症，38歳：高血圧，46歳：右第3足趾壊疽 ● 喫煙：（ー） ● 飲酒：ビール1,000mLをときどき ● インスリンを使用し，量を調整中 ● 入院時データ ● 身長175cm，体重110kg（BMI 35.9） ● HbA1c（NGSP）10.6％，空腹時血糖 242mg/dL	
栄養ー代謝	● 口腔内の状態 ● 粘膜損傷はないが「噛みしめると歯が痛い」 ● 口臭なし ● 皮膚の状態 ● 下肢はやや乾燥し，爪白癬（つめはくせん）あり ● 左第1足趾に血腫あり ● 左第3足趾に胼胝（べんち）あり，自己処理している ● 靴はオーダーメードのものを着用している ● 入院時検査データ：WBC 8,200/µL，RBC 560万/µL，Hb 16.2g/dL，Ht 48.0％，PLT 19万/µL，CRP 0.1mg/dL，Alb 4.0g/dL，AST 34IU/L，ALT 40IU/L，ALP 258IU/L，γ-GTP 100U/L，TC 240mg/dL，HDL-C 30mg/dL，TG 148mg/dL	● 食事の管理が不十分で，消費カロリーも少ないため肥満（3度）であり，脂質異常症が持続している．また，肝機能障害が疑われる ● 現在，感染徴候はないが，高血糖が続いているため免疫力の低下が考えられる ● 両足背の動脈触知は可能であるが，神経障害と末梢の血流障害により足病変を生じている．高血糖の持続による免疫力の低下により，下肢の傷からの感染や壊疽を生じる危険性がある
排　泄	● 排便：2～4日に1回，下痢か便秘，「薬は使っていない」 ● 排尿：5～6回／日，「排尿のしづらさはない」 ● 入院時検査データ：BUN 21mg/dL，Cr 0.70mg/dL，Na 136mEq/L，K 4.5mEq/L，Cl 98mEq/L，尿タンパク（+1），尿糖（+4），尿中Alb 160.9mg/L	● 自律神経系の障害により便の性状に異常が生じている．問題として取り上げるほどの状態ではない ● 排尿障害はない．微量アルブミン尿となっているが，腎機能障害を示すデータはなく，血糖コントロール不良によるものと考えられる
活動ー運動	● 1日の過ごし方：6：30 起床，7：00 インスリン注射・朝食，8：00 出社（車で移動），11：30 インスリン注射・昼食，18：00 インスリン注射・夕食，22：00 インスリン注射，23：00 就寝 ● 運動：「2日に1回2万歩歩けばいいと言われたけど，続かない．運動するのは好きだけど，決まった運動はしていない」「休日は家でごろごろしている」 ● 呼吸状態 ● 18回/分（規則的），安静時SpO₂ 99％ ● 「早歩きで歩くと息切れがする」 ● 睡眠時無呼吸症候群の疑いあり ● 体温：36.0℃，脈拍：78回/分（整），血圧：130/82mmHg ● ECG：異常所見なし，胸部症状なし ● 末梢循環：下肢冷感あり，両側足背動脈の触知可 ● 四肢の麻痺なし，運動失調なし ● ADL：自立している	● 適正なエネルギー摂取・消費バランスになっていない ● 肥満（3度）であり，睡眠時無呼吸症候群の疑いがある．睡眠時無呼吸症候群であれば，覚醒反応と交感神経緊張によってカテコラミン分泌やレプチンやインスリンの抵抗性が増加し，糖尿病や高血圧を悪化させることにつながる ● 高血圧は内服薬によりコントロールされており，今のところ心疾患の徴候はない ● 足背動脈の触知は可能であるが，下肢冷感や足病変の存在は末梢の血流障害があることを示していると考えられる ● 脳血管障害を疑わせる症状はない ● 足病変，末梢神経障害はあるが，ADLを阻害する要因にはなっていない
睡眠ー休息	● 睡眠時間：7時間30分，日中眠いことが多い ● 睡眠時無呼吸症候群の疑いあり	● 睡眠時無呼吸症候群があれば，それが糖尿病の要因となる
認知ー知覚	● JCS：0，質問の受け答えは適切に行える ● 視機能：近視のため眼鏡使用 ● 四肢の感覚：両下肢の末梢にしびれ感あり，「就寝前に足がつる」 ● 疼痛：なし	● 認知機能の障害はない ● 末梢神経障害を生じており，足病変の要因となっている

ADL：activities of daily livings，日常生活動作

第4章 問題点の抽出(診断)ってどういうこと?

カテゴリ	情報	解釈・判断
自己知覚 ー自己概念	●「糖尿病は自覚症状がないから怖い」 ●壊疽を生じたときの写真を見せてくる ●「リセットしてがんばりたい」 ●「性格は自分に甘く,我慢ができない,悩まない」 ●会話時視線を合わせ,笑顔で話す	●下肢の壊疽を生じているにもかかわらず,それが危機感を高める要因になっていない ●自分のこれまでの健康行動を否定しているが,自己否定までにはいたっていない ●性格特性が自己管理がうまくいかない要因となっていることを自覚できている
役割ー関係	●自動車製造会社に勤務,定時で退社できる ●母親の生前は後輩を連れてよく旅行に行ったりした ●母親は他界し父親と2人暮らし ●「栄養管理をしてくれる奥さんが欲しい」「父は脳梗塞の後遺症があって,短期間ならどうにか1人で生活できるが,病院には来れない」	●勤務形態が血糖コントロールの阻害要因になっているとは考えられない ●生活管理をサポートしてくれる人がいない,これが血糖コントロールの阻害要因となっている
性ー生殖	●自覚症状なし	●神経障害により勃起障害となることがあるが,現在のところ問題はない
コーピングーストレス耐性	●「脳梗塞の父親の面倒をみることが負担,気軽に旅行にいくこともできなくなった」「治療がとくにストレスになるようなことはない,食事制限も大丈夫」	●父親の介護がストレスになっていて,適切な対処がとられていない,ストレスの蓄積は血糖値上昇の要因となる ●治療にストレスを感じないのは,その程度の管理にしかなっていないことの表れと考えられる
価値ー信念	●「家は仏教だけど,信仰心が強いわけではない」 ●「そんなにあくせくすることなく生活したい」	●窮屈な管理は長続きしないことが予測される

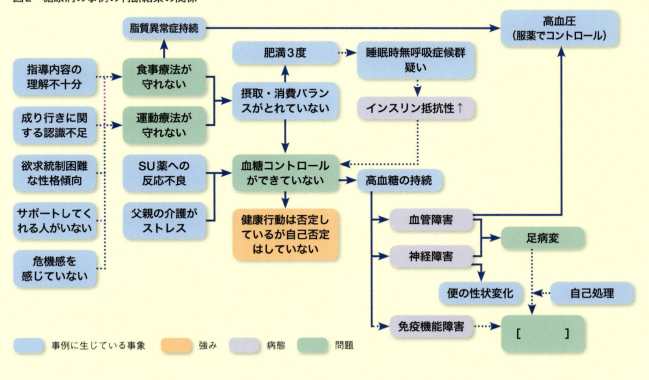

図2 糖尿病の事例の判断結果の関係

■ 抽出した問題

> #1 血糖コントロールができていない
> #2 食事・運動に関する自己管理ができていない
> #3 ＿＿＿＿＿＿＿＿＿＿＿＿＿＿＿

✎ 練習問題

> 問題❶ 図2中の[　　　]に当てはまる言葉を考えましょう.
> 問題❷ 問1をふまえて，#3の問題を言葉で表現しましょう.

練習問題の解答は最後に述べるとして，#1〜3の問題について1つずつ考えていきます.

#1「血糖コントロールができていない」

「血糖コントロール不良」として多職種の協働を必要とする問題になりそうです.

そうでなければ，糖尿病の教育入院の標準看護計画を使用し，血糖値を経過記録でモニタリングします.

ここで注意したいのは，「食事・運動に関する自己管理不足により血糖コントロールができていない」ともいえなくはないのですが，自己管理によって血糖値が設定値範囲内で維持できるかは退院後にしか評価できません.

入院中，インスリン使用量の調整，食事，運動などの治療により血糖値がコントロールされるかどうかを評価するには，別の問題としたほうがいいでしょう.

#2「食事・運動に関する自己管理ができていない」

問題の表現としては，なぜできていないのか，その要因を示す必要があります.

ひとまず要因について考えてみると，「指導内容の理解不足」「成り行きに関する認識不足」「欲求統制困難な性格傾向」「サポートしてくれる人がいない」などいろいろあげられそうですが，現段階ではいずれも推測にすぎません.

そこで，患者さんから話を聞いて，最もあてはまるものを取りあげ，「○○により食事・運動に関する自己管理ができていない」と表現しましょう.

ただし，「サポートしてくれる人がいない」に関しては，現実的に誰かを探すことができないようであれば，要因にあげても介入できないので，ほかの介入可能な要因をあげます.

#3【 解答例 問題❷ 参照】

「足病変」を取りあげても，その要因が血管障害や神経障害という機能障害でしかないとすると，血管障害や神経障害は血糖コントロールにより悪化を防ぐしかありません.

事例の場合では，自己処理により悪化の危険性があるので，悪化の危険性を問題として，その危険因子を示していくとよいかもしれません.

よって#3は，「足病変を生じており，自己処理によって悪化の危険性がある」とします.

解答例

> 問題❶ 壊死・感染の危険性
> 問題❷ 足病変を生じており，自己処理によって悪化の危険性がある

クリティカルシンキング
問題点を正しく抽出するにはどうしたらいい？

ここまでで，問題点の考え方を学んできましたが，適正に抽出して表現するにはどうしたよいでしょうか．

問題点の抽出と確定，それぞれに分けて考えていきます．

❶ 問題点の抽出

➡ 確証バイアスに注意する

「△△疾患だから○○という問題が生じる」「▲▲という治療を受けるから●●という問題が生じる」という固定観念で問題点を出さないようにします．

教科書にはよくある問題点が示されていますが，それにとらわれ過ぎないようにしましょう．本章の冒頭で述べたように，問題点はアセスメントに基づいて抽出します．適切に情報収集して解釈・判断したことが前提になります．

➡ 対象者の意見を聞く

考えられる問題点が複数あって，どれを取りあげるか迷った場合は，対象者に「問題だと思うことは何か」を聞いてみます．この質問は，回答を基に看護者が対象者の問題を検討するだけでなく，対象者が自らの問題に気づいているかどうかを確認し，問題点を共有する（問題点に同意を得る）ことにつながります．

➡ 見落としや誤りがないか確認する

看護学生の演習や実習では，1つのキュー情報（Cue data）から1つの問題を考えるような記載もよく見られます．図3のようにキュー情報と問題点の関係は1対1ではないことのほうが多いので，問題点の見落としや誤った問題となっていないか確認します．看護計画を立てる前に，教員や指導者に相談しましょう．

図3 キュー情報と問題点の関係

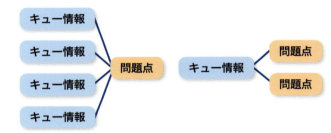

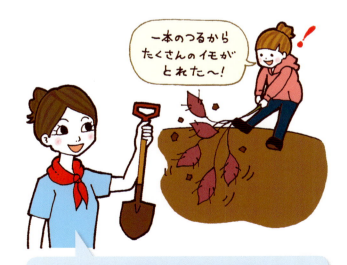

キュー情報と問題点の関係は1対1ではありません．複数のキュー情報から1つの問題点が抽出される場合や，1つのキュー情報から複数の問題点が抽出される場合もあります．図2でもこのような部分がみられますので，探してみましょう．

❷ 問題点の確定

➡ 原因・要因と結果の整合性を検討する

　前述のように，問題点の原因や要因は1つとは限りません．たとえば，「転倒の危険性がある」ことは，ゴードンの機能的健康パターンを用いてアセスメントすると，「健康知覚－健康管理」のパターンで判断されますが，「栄養－代謝」で貧血によるふらつき，「排泄」で夜間頻尿による頻回のトイレ歩行，「活動－運動」で筋力低下や体力低下，「認知－知覚」で危険を認知する能力の低下，感覚機能の低下によるバランス保持力の低下などが転倒の危険性につながると指摘されることがあります．

　それぞれのパターンで指摘された「貧血」「夜間頻尿」「筋力低下」「体力低下」「認知力の低下」「バランス保持力の低下」のほうを問題点として取りあげる場合もあるかもしれません．

　全介助で日常生活を送っている状態より，離床を開始して活動性を高めていく状態のほうが，「転倒の危険性がある」ことを問題点として取りあげる重要性は高いわけです．

　したがって，各カテゴリの判断結果の関係を明確にしたうえで，対象者の全体像をふまえて，どちらに焦点をあてるか検討します．この作業には，「情報関連図」が効果的だと思います．

➡ 問題点の証拠を明確にする

　なぜそれが問題点となったのかを，明確にします．

　実習記録，現場の看護記録の中には，問題点ごとに情報の解釈・判断をまとめ直す書式を用いている施設があります．そのような書式がない場合は，統合／総合アセスメントで述べます．

　NANDA-I看護診断を用いる場合は，前述のように，アセスメントで出された仮説(仮の看護診断)が問題点として確定できるのか，診断ラベルの定義，診断指標または危険因子を確認します．

　診断指標や危険因子をチェックすることには，自分が「その問題点を抽出するために，都合のよい情報ばかり集めていないか」をチェックする意味があります．

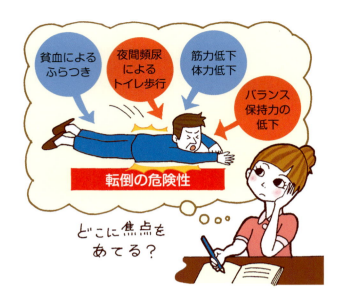

要点 4

問題点の抽出の際には，①固定観念で問題点を出さないように注意し，②対象者の意見を聞き，③見落としや誤りがないか確認する．問題点の確定の際には，①原因・要因と結果の整合性を検討し，②問題点の証拠を明確にする．

参考文献
1) R. アルファロ－ルフィーヴァ：基本から学ぶ看護過程と看護診断．第7版(本郷久美子監訳)，p.142～143，医学書院，2012．
2) R. アルファロ－ルフィーヴァ：基本から学ぶ看護過程と看護診断．第7版(本郷久美子監訳)，p.122，医学書院，2012．
3) T. H. ハードマン編，上鶴重美編訳：NANDA-I 看護診断－定義と分類2018-2020．医学書院，2018．

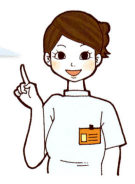

次章は「看護計画立案」について解説します

第5章

看護計画の立案ってどうするの？

- ◆ 目標（Goal ゴール）の設定
- ◆ 期待される成果（Outcome アウトカム）の設定
- ◆ 具体策の策定
- ◆ NOC ノック–NIC ニックのリンケージ
- ◆ 標準看護計画の適用
- ◆ クリティカルシンキング

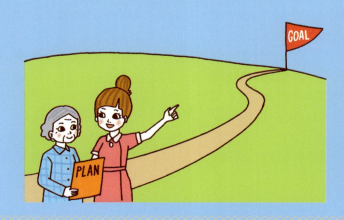

第5章 「看護計画の立案」の 目標

「看護計画」は，看護師が共通認識をもって，
患者さんに一貫した援助を提供するためのものであることを理解しよう

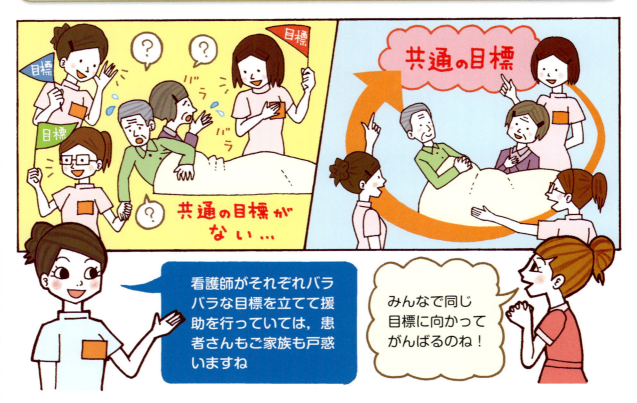

　患者さんの1日は24時間ですが，1人の患者さんに，同じ看護師が毎日24時間，ずっと援助を行うことはできません．そのため，患者さんと家族にかかわる看護師は時間帯や日によって変わります．
　人が変わったからといって，まちまちの援助を行っていては，患者さん・家族は戸惑いますし，回復や安寧，知識や技術の獲得が妨げられてしまいますね．
　そのため，看護師は共通認識をもって，患者さんの看護にあたる必要があります．

　看護計画とは，その患者さんと家族が何を目指し，そこに到達するためには何が障壁で，障壁をクリアするにはどのような援助が必要なのかということが，どの看護師にもわかるように示されたものです．
　前章までで，患者さんの問題点（障壁）を見つける方法を学んできました．
　本章では，看護師がみんなで共通認識をもつことができるような看護計画の立て方について，学んでいきましょう．

第5章　看護計画の立案ってどうするの？

目標（Goal ゴール）の設定
目標はどんなふうに立てたらいいの？

　看護過程の文献を読んでいると，目標の設定には，2通りの考え方があるように思います．

　1つは，患者さんおよび家族が「何を目指すか」「どこまで持っていけそうか」ということを設定する方法です．その場合，問題点は目標をふまえてピックアップすることになります．問題点は，目標に到達するにあたっての障壁や，目標に到達するための強みに相当します．

　もう1つの考え方は，問題点の抽出が先で，問題点が解決することでどのような状態になることを目指すかというものです．身体の機能的側面を中心にとらえると，基準値から逸脱している状態や，逸脱する危険性のある状態が問題点にあたり，それらが解決した状態は健康の回復を意味するため，違和感はないと思います．

　しかし，機能の完全な回復が望めない場合や，全身の機能が徐々に低下していく場合（終末期にある場合）は，患者さん本人や家族がどういう状態になりたいのかを第1に考え，それに到達できるように援助することが不可欠です．ここでは，前者の立場をとって説明します．

❶ 評価可能な時期と内容にする

　目標は，「○年後にどうなりたい」「○年後にどういう状態でいたい」など，長期的なものもありますが，設定者が目標を達成したかどうかを評価するためには，評価可能な設定であることが必要です．

　病棟の看護師が評価するのであれば，どのような状態で退院することを目指すか，外来の看護師が評価するのであれば，通院期間のどの時期にどのような状態になることを目指すのか，というように評価者が評価可能な時期と内容にすることが必要です．

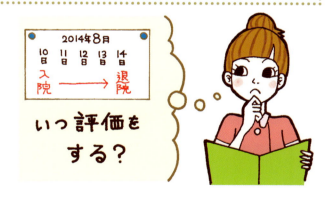

❷ 主語は患者・家族とする

　目標の主語は患者・家族であり，患者さん本人および家族の意思を反映したものです．

　たとえば，がんで手術療法を受けるために入院した患者さんの場合，「術後，順調に回復して退院できる」「退院後の治療や生活の仕方を理解して退院できる」という目標が設定されるかもしれません．

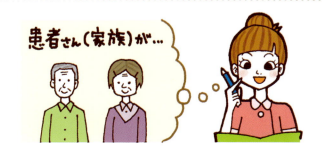

看護過程の解体新書　67

❸ わかりやすく具体的にする

その場合,「順調に回復する」「理解する」の「順調」「理解」のイメージは,計画を立案した人とそれを読んだ人で一致しないこともあります.そのため,誰が読んでも同じ解釈ができるように具体的に示すことが必要です.

「順調」は,「合併症を起こさない状態」「術後の標準的な回復過程と一致する」としたほうがイメージは一致します.「理解」は,「(指導された内容/学習した内容を)述べる」「列挙する」「説明する」としたほうが評価しやすくなります.もちろん「退院できる」で結ぶ必要はありません.

目標・成果に用いられる用語は,表1に示した通りです.

表1 目標・成果に用いられる用語

情意領域	認知領域	精神運動領域
表現する	教える	やってみせる
共有する	話し合う	練習する
聴く	特定する	実施する
意思を伝える	説明する	歩行する
関係をもつ	リストアップする	管理する
	調べる	与える

R. アルファロ-ルフィーヴァ:基本から学ぶ看護過程と看護診断,第7版(本郷久美子監訳),p.202,医学書院,2012.より引用

要点1 目標は,患者・家族を主語とし,評価可能な時期と内容にし,誰が読んでも同じ解釈ができるように,具体的に立てる.

期待される成果(Outcome アウトカム)の設定

「期待される成果」は「目標」とどう違うの?

目標と期待される成果はどのように違うのでしょうか? 辞書(広辞苑)では目標は,「目印」「目的を達成するために設けた,めあて」と記されています.一方,成果は「なしえたよい結果」「できばえ」です.

期待される成果は,問題点1つひとつに対し設定する,援助を行ったことによって生じることが期待される状態です.そういう意味で,確実に現時点とつながっています.

期待される成果も,患者・家族を主語として表します.主語の省略は可能で,その場合「○○が△△できる」「○○が△△する」「○○を△△する」というように表現します.△△と○○の部分は目標に比べ,より細かい(具体的な)ものとなります.

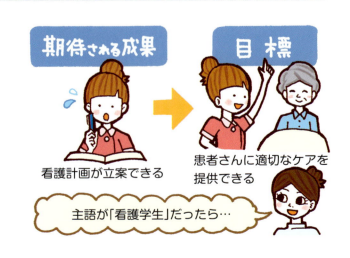

期待される成果 → 目標
看護計画が立案できる / 患者さんに適切なケアを提供できる
主語が「看護学生」だったら…

例①：大腿骨頸部骨折で人工骨頭置換術を受けた患者さん

目標の設定
- 術後合併症を生じずに，手術や安静によって低下した機能が回復した状態で退院できる
- 退院後の日常生活における安全な動作のとり方を述べることができる

問題点の抽出
- #1 下肢の安静により深部静脈血栓症を起こす危険性がある
- #2 禁忌肢位をとることにより脱臼を起こす危険性がある
- #3 骨折および術後の安静により下肢の筋力低下を生じている（あるいは，「下肢の筋力低下により長距離の歩行が困難である」）

期待される成果
- #1 ● 深部静脈血栓症の徴候がみられない
  - 指示通りに運動ができる
- #2 ● 脱臼を生じない
  - 安全な肢位で動作することができる
  - 入浴，階段昇降，畳での生活，トイレにおける動作方法を説明できる
- #3 ● ふらつかずに100ｍの杖歩行ができる（※歩行距離は患者の状態によります）

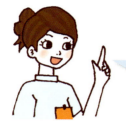

このように，目標や問題点に応じて「期待される成果」の設定が考えられます．患者さんの状態や生活環境によっては，もっと具体的になることもあります

例②：狭心症で初めて入院した患者さん

目標の設定
- 退院後の生活での改善点を述べることができる（ようになって退院する）

問題点の抽出
- #1 過負荷により狭心症の症状を生じる危険性がある
- #2 入院前の生活を継続することにより再発の危険性がある（または『入院前の健康管理が不十分である』）

期待される成果
- #1 ● 狭心症の症状がみられない
  - 心拍・血圧の著明な変動を生じずに活動することができる
- #2 ● 摂取を控える食品を列挙することができる
  - 1日に実施する運動内容と時間を述べることができる
  - 食事摂取後に休息をとることの必要性を述べることができる

　また，期間でいうと，援助開始から早い段階（数日間）で期待される成果を「短期の成果」，介入からある一定の期間（1～2週間）で期待される成果を「長期の成果」とします．
　たとえば，上の例①で「ふらつかずに100ｍの杖歩行ができる」は長期の成果であり，数日間では「歩行器を用い，足踏みができる」「歩行器で20ｍの歩行ができる」などの成果が考えられます．
　初回に設定した短期の成果が達成されたら，次の段階の短期の成果を設定します．

要点2
期待される成果とは，目標をより具体的に示したものであり，短期（数日間）の成果と，長期（1～2週間）の成果がある．

具体策の策定

O-P，T-P，E-Pって？

具体策とは，期待される成果に到達できるようにするための援助内容です．

一般には，
「観察計画（O-P：Observation plan）」
「直接的援助計画（T-P：Treatment plan）」
「教育・指導計画（E-P：Education plan）」
に分けて設定します．

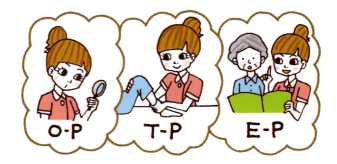

❶ 観察計画（O-P）

➡アセスメントを行った際，患者・家族に認められた徴候や状態が，援助によりどのように変化したか，すなわち，期待される成果に到達できているかを観察する項目です．

いつ，どんな場面で観察するのか，具体的に示します．

例：期待される成果
「歩行器を用い，足踏みができる」で考えると…

O-P
(1) 立位保持や足踏みの状態
(2) ①バイタルサインの測定（発熱の有無，呼吸状態や血圧の安定性）
　　②疼痛・疲労感・恐怖心の有無
　　③認知機能，意欲
　　④筋力

質問！ 潜在的合併症に対してO-P，T-P，E-Pはどう立てるの？

➡合併症が生じていないか，その要因はないかを観察するO-Pと，予防のためのT-Pを立案します．E-Pはありません．

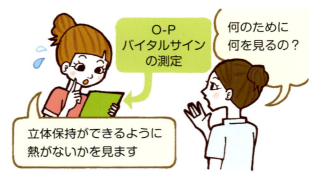

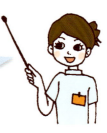

看護学生の記録では，どの計画でも最初に「バイタルサインの測定」を書いていることがよくありますが，以下の順番で書くようにすると，どのような目的で何を観察しなければならないかが明確になります

(1) 期待される成果に示された状態
(2) (1)の原因，促進要因，または阻害要因

70

❷ 直接的援助計画（T-P）

➡ 期待される成果を達成できるようにするための，直接的な（手出しをする）援助項目です．

①状態そのものが直接変化するような援助項目，②原因や阻害要因を減らすための援助項目，③促進因子を増加させるような援助項目を立案します．

観察した結果をふまえて援助を行うため，O-Pで「○○を観察する」と示した場合，T-Pでは「○○がみられたら△△する」というように観察結果を反映した内容になっていることが必要です．

> 右はあくまでも流れを示すための例なので，項目は不足しています．本来は，患者さんに合わせてもっと細かく計画します

例：期待される成果
「歩行器を用い，足踏みができる」で考えると…

T-P
(1) 1日2回，歩行器を用いて足踏み運動を行う
(2) 阻害要因の緩和
　①疼痛がある場合は緩和する．罨法（あんぽう）を行う，鎮痛薬を使用する
　②恐怖心がある場合は恐怖心を減らす，声をかける，すぐに介助できるような体勢で援助する
　③疲労感が強い場合，運動後十分に休息をとる，運動の1回の回数を減らすなど工夫する
(3) 立位が不安定な場合，バランス保持できるようにする
　①上肢および下肢の筋力をアップする（肘関節・肩関節・膝関節の屈伸抵抗運動を1日2回，1回につき20回ずつ行う）※回数は患者の状態によります
　②午前中・午後2時間は坐位でいる
　③立位になる機会を1日数回設定する

❸ 教育・指導計画（E-P）

➡ 患者・家族に参加してもらえるよう，教育・指導を行う項目です．

T-Pと同様にO-Pと一貫性をもたせて立案します．指導内容は精選し，用いる教材や指導方法を患者・家族の状態（知的能力や学習の準備状況）に合わせます．患者・家族に説明する内容は，看護師による食い違いが生じないよう具体的に示します．

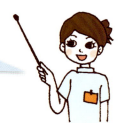

> 期待される成果によっては，T-Pはなく，O-PとE-Pだけの場合もあります．患者・家族の知識を高めたり，自己管理を促したりするような場合です

例：期待される成果
「歩行器を用い，足踏みができる」で考えると…

E-P
(1) 運動について，正しい方法で設定した回数を実施するよう説明する
(2) 疼痛，恐怖心，疲労感があるときは遠慮なく言うように説明する
(3) 安定した歩行のためには，全身の筋力を鍛えることが必要であることを説明する

要点3

O-P，T-P，E-Pは，期待される成果に到達できるようにするための援助内容である．O-Pに示す観察と一貫性をもたせてT-P，E-Pを立案する．

NOC-NICのリンケージ

NOC（看護成果分類）とNIC（看護介入分類）ってどう使うの？

電子カルテシステムに，NANDA-Iの看護診断のほか，NOC-NICのリンケージを導入している施設も多くあります．NOC-NICのリンケージとは，NANDA-Iの看護診断を確定した後，期待される成果はNOCを用いて表し，具体策はNICを用いて表す方法です．

電子カルテシステムでは，NANDA-Iの診断ラベルで推奨されるNOCが，さらにそのNOCで推奨されるNICが画面に出るので，そこから患者の状態に合わせて選択します．

電子カルテシステムを使用しない場合も，NANDA-IとNOC，NICのリンケージは可能です．その場合リンケージを示した書籍やNOC巻末のリンケージを参考にするか，NOCおよびNICのラベルの分類をみて，患者さんの状態に合うものを選択します．

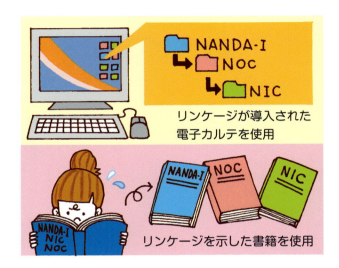

NANDA-I，NOC，NICは共通用語として開発されたものなので，それを使用して個別性を示すのは困難です．看護学生の臨地実習では個別性が求められるので，とくにNICを用いる場合は，それを認識して使用することが必要です．

❶ NOCの設定

たとえば，NANDA-Iの看護診断で「便秘」が確定したとします．NANDA-NOC-NICのリンケージの本をみると，「便秘」にリンケージするおすすめのNOCは**表2**のように「排便」「体液の状態」「症状コントロール」の3つがあります．どれを選ぶかは，アセスメントの結果によります．

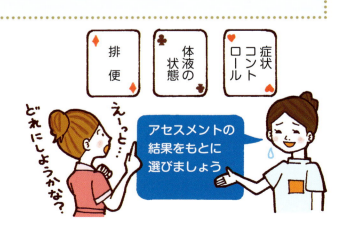

第5章 看護計画の立案ってどうするの？

表2 NANDA-I「便秘」とのNOC，NICのリンケージ

【成果】排便 定義：便の形成と排出		
主要介入	推奨介入	随意介入
排便管理 便秘管理／糞便埋伏管理（糞づまり管理）	洗腸 排便訓練 運動促進 体液量管理 体液量モニタリング 服薬管理 薬物処方 栄養管理 栄養モニタリング	食事療法段階評価 鼓腸緩和 与薬 与薬：経口 与薬：経直腸 オストミー・ケア 疼痛管理 直腸脱管理 セルフケア援助：排泄 皮膚サーベイランス 検体管理

【成果】体液の状態 定義：体の細胞内と細胞外における適切な水分量		
主要介入	推奨介入	随意介入
体液量管理 体液／電解質管理	体液量モニタリング 静脈穿刺 経静脈治療 服薬管理 栄養管理	ボトル哺乳 経腸チューブ栄養 摂食 発熱処置

【成果】症状コントロール 定義：自覚した身体的・情緒的機能の病的変化を最小にするための個人の行動		
主要介入	推奨介入	随意介入
便秘管理／糞便埋伏管理（糞づまり管理）	洗腸 排便管理 運動促進 体液量管理 服薬管理 栄養管理 直腸脱管理	不安軽減 鼓腸緩和 疼痛管理 単純リラクセーション法

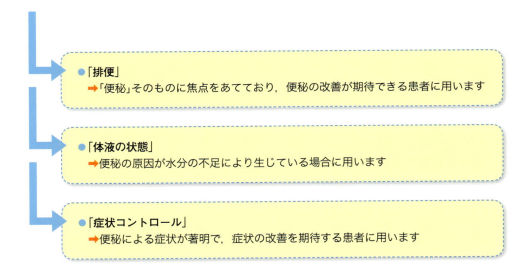

- 「排便」
  → 「便秘」そのものに焦点をあてており，便秘の改善が期待できる患者に用います

- 「体液の状態」
  → 便秘の原因が水分の不足により生じている場合に用います

- 「症状コントロール」
  → 便秘による症状が著明で，症状の改善を期待する患者に用います

それでは，NANDA-Iの「便秘」にNOC「排便」をリンケージしたとします．

NOC「排便」の指標をみて，患者さんの状態に該当する項目が多いかどうかを確認します．

また，表現は多少異なるにしても，NANDA-Iの「便秘」の診断指標で患者さんに該当した項目がNOCの指標にも含まれていることを確認します．NANDA-Iの診断指標で該当した項目は，援助によって改善したり，軽減したりすることが期待されます．そのため，今度はNOCの指標で援助の後の変化をチェックします．

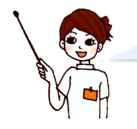

たとえばNANDA-I「便秘」の診断指標には「排便パターンの変化」があります．排便パターンが元通りになることを期待する場合，それをNOC「排便」の指標「排便パターン」で評価します

■ NANDA-Iより「便秘」の診断指標（一部抜粋）
- □ 腹痛
- □ 食欲不振
- □ 排便パターンの変化
- □ 排便回数の減少
- □ 排便量の減少
- □ 腹部膨隆

■ NOC「排便」の指標（一部抜粋）

定義：便の形成と排出					
成果目標：＿＿＿＿に維持する　＿＿＿＿まで上げる					
排便	重度に障害	かなり障害	中程度に障害	軽度に障害	障害なし
総合評価	1	2	3	4	5
指標					
排便パターン	1	2	3	4	5	NA
排便のコントロール	1	2	3	4	5	NA
便の色調	1	2	3	4	5	NA

NOCを選択したら，次の手順で成果目標を設定します．

① 指標の全項目を用いて，現状がどうなっているかを1〜5の5段階（該当しない場合はNA）で評価する

② ①の総合評価を行う

③ それぞれの指標の期待される段階を設定する

④ ③を総合して期待される成果を設定する

⑤ 現在の総合評価（②）と成果の設定（④）を使って，目標の設定を行う
現在の総合評価が「3」で，2週間の援助の後に「5」となることを目指すのであれば，成果目標は，<u>3から5まで上げる</u>と表現する

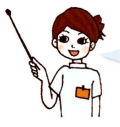

NOCの指標の該当項目が少ない場合は，NOCの選択が正しくない可能性があるため，もう1度選択するNOCを検討します

❷ NICの選択

前述の例でNANDA-I「便秘」にNOC「排便」をリンケージした後は，NOC「排便」にリンケージするNICの中から，適切なラベルを選択します．

NOC「排便」にリンケージするNICのラベルは，表2（p.73）のように主要介入「排便管理」「便秘管理／糞便埋伏管理（糞づまり管理）」の2つがあります．まずは，そこから該当するものがあるか，検討します．

その方法は，NICの行動をみて，項目の内容や該当する項目数をみることです．行動は，それによって期待される成果を達成できるような内容でなければなりません．

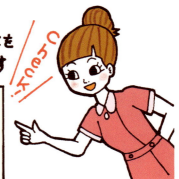

項目の内容や該当する項目数をみて選んでいきます

 ■ NICより「排便管理」（一部抜粋）

定義：規則的な排便パターンを確立し，維持すること
行動： ☐ 最後に排便のあった日時を記録する． ☐ 適切な場合，排便をモニターする（頻度，硬さ，形状，量，色調など）． ☐ 腸音をモニターする． ☐ 下痢，便秘，糞便埋伏（糞づまり）の症状と徴候をモニターする．

⬇

- 「排便管理」
➡ 便秘と下痢の両方に対する援助内容が含まれています．したがって，便秘と下痢を繰り返しているような患者さん，あるいは下痢を生じる可能性のある便秘の患者さんであれば，「排便管理」でよいことになります

 ■ NICより「便秘管理／糞便埋伏管理（糞づまり管理）」（一部抜粋）

定義：便秘／糞便埋伏（糞づまり）を予防し，軽減すること
行動： ☐ 便秘の徴候と症状をモニターする． ☐ 糞便埋伏（糞づまり）の徴候と症状をモニターする． ☐ 腸音をモニターする． ☐ 禁忌でない場合，水分摂取量を増やすように指導する．

⬇

- 「便秘管理／糞便埋伏管理（糞づまり管理）」
➡ 便秘だけを取り扱っている援助内容であるため，便秘のみを生じている患者さんに用います

 要点 4

NOC，NICを用いる際には，リンケージの中から，患者さんにあてはまるラベルを選択していく．

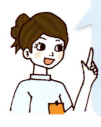

1つのNICのラベルに含まれる行動すべてが患者さんに必要とは限りません．患者さんの状態に該当する行動だけをピックアップします．逆に，1つのNICのラベルの行動だけでは不足する場合もあります．その場合は，推奨介入や随時介入のラベルをあわせて使用することを検討します．
主要介入に該当するラベルがない場合は，推奨介入のラベルで検討します．そこにも該当するラベルがない場合は，NOCの選択が正しくないことが考えられます

標準看護計画の適用
クリティカル・パスを適用している患者さんの看護計画は？

特定の疾患の患者さん，特定の治療法や侵襲的な検査を受ける患者さんのケアに対し，クリティカル・パスを適用する施設が多くなっています．また，施設ごとに看護基準やガイドラインなどを設けているところがあります．クリティカル・パスの適用は担当医師，ガイドラインの適用は施設の委員会，診療科などの指示によるところが多いと思います．

たとえば，胃がんで胃切除術を行う患者さんのケアは，その施設に胃切除術のクリティカル・パスがあればパスの適用となり，それに基づいてケアが行われます．転倒の予防や管理，静脈血栓塞栓症の予防にはそれぞれガイドラインが用いられます．

看護基準の適用はアセスメントの結果として，看護師が判断します．前回，看護問題の抽出で説明した通り，原因や問題の要因が疾患，障害，治療法以外に思いあたらない場合は看護基準を用いることができると思います．

看護学生は，実習で担当した患者さんがクリティカル・パスの適用になっていても，学習のために看護計画を立案することが求められるかもしれません．その場合，問題点の要因が治療法や検査法であっても，個別の看護計画を立案することになるわけですが，具体策は標準看護計画や参考文献を活用する（担当患者さんの状態に合わせ，追加・修正する）のが現実的だと思います．

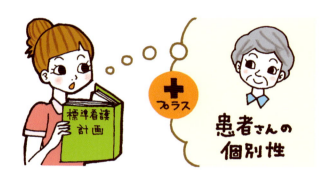

要点5
クリティカル・パスを適用している場合，具体策は標準看護計画を参考にし，患者さんの状態に合わせて追加・修正するとよい．

クリティカルシンキング
看護計画が適正かどうかを判断するには？

❶ A→B（介入→成果）の関係は矛盾していないか

期待される成果は，介入によりもたらされるものである必要があります．難しいのは，A（介入）・B（成果）どちらも実際に存在していない点です．

初期計画の段階では，具体策はこれから行おうとしていることであり，成果もそれにより今後生じる可能性のあることです．適正な推論によって立案することが必要です．

まず，B（成果）は患者さんと家族の現状の延長線上にあり，患者さんと家族も望んでいることなのか，合意しているのか，果たして達成可能なのかを確認します．
　次に，A（介入）を実施するとB（成果）になるのかを確かめます．また，1つの成果はさまざまな要因によって成り立つものであるため，初めに立案した具体策だけでよいのか，ほかに考えられないかを検討します．

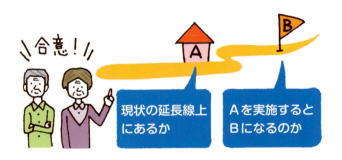

❷ 用いた資料は患者さんの状態に一致するか

　具体策を策定する際には，標準看護計画や事例展開を示した文献などを参考にすると思います．その場合，患者さんと家族の状態に合わせて追加・修正することが必要です．
　実際に，看護学生の中には受け持つ患者さんが男性なのに，女性の場合の計画をそのまま書き写している人や，その患者さんでは行われていない処置を記載している人がいます．

> **要点 6**
> 看護計画を立案したときには，介入と成果の関係は矛盾していないか，患者さんの状態に合わない資料を参考にしていないかを確認する．

事例（糖尿病）に基づいた看護計画の立案

　それでは，前章で問題点を抽出した事例の看護計画を1つ立案してみましょう．
　糖尿病の事例において情報収集を行った結果，自宅で食事・運動の自己管理ができていなかった主要因は，指導内容の理解不足であることがわかりました．そこで，問題点を「指導内容の理解不足により食事・運動に関する自己管理ができていない」としました．
　実際に話をしているわけではないので，具体的というのには限界がありますが，次の設問にトライしてみましょう．

> **練習問題**
> 右記に，目標，問題点，期待される成果を示した患者さんについて，期待される成果1「適正なカロリー摂取と運動を継続することの必要性を説明できる」の具体策を書いてみましょう．

■ 糖尿病の事例に基づく，目標，問題点と期待される成果

目標	血糖がコントロールされる 生活管理の必要性と具体的な改善方法を説明できる
問題点	指導内容の理解不足により食事・運動に関する自己管理ができていない
期待される成果	1. 適正なカロリー摂取と運動を継続することの必要性を説明できる 2. 入院前の食事の改善点を述べることができる 3. 1日のスケジュールと運動の計画を立案できる

解答例

O-P

1. カロリー制限の必要性の理解状況
   - カロリー制限は必要だと思うか
   - その理由はどのようなことか
2. 運動継続の必要性の理解状況
   - 運動は必要だと思うか
   - その理由はどのようなことか
3. 現状の理解状況
   - 入院前までの食事摂取状況はどのように評価されるか
   - 入院前までの運動の実施状況はどのように評価されるか
   - 自身の健康状態はどのように評価されるか
4. 治療に関する理解状況
   - 現在何kcalの食事であるか
   - 現在のエネルギー摂取・消費バランスはどうなっているか
5. 成り行きに関する理解状況
   - カロリー摂取過多，運動不足が持続するとどうなるか

E-P

1. カロリー制限の必要性が理解できていない場合は高血糖がもたらす悪影響を説明する
   - 糖尿病の合併症が進行する
   - 易感染状態となり，感染症を発症する
2. 適切な運動を継続することの必要性が理解できていない場合は説明する
   - 筋肉量の増加により基礎代謝量が増え，血糖値が改善する
   - 運動の継続によりインスリン感受性が改善し，血糖値改善の効果が得られる
   - 運動がインクレチン同様の働きをし，インスリン分泌を促すことで血糖値が改善する
   - 血中インスリンが過剰の場合，適切でない運動により低血糖を生じる危険がある
3. 現在の自分の状態が理解できていない場合は説明する
   - 入院前の食事は摂取カロリーが過剰であった
   - 入院前は運動不足であった
   - 現在，すでに神経障害や足病変などの合併症を生じている
4. 行われている治療について理解できていない場合は説明する
   - 1,600Kcalの食事である
   - 消費カロリーを増やしている状態である
5. 成り行きについて理解できていない場合は説明する
   - 高血圧が悪化する
   - 糖尿病の合併症が進行する
   - 合併症進行により日常生活も制限される

参考文献

1) R. アルファロ-ルフィーヴァ：基本から学ぶ看護過程と看護診断．第7版（本郷久美子監訳），医学書院，2012．
2) T. H. ハードマン編，上鶴重美訳：NANDA-I看護診断-定義と分類 2018-2020．医学書院，2018．
3) S. ムアヘッドほか編：看護成果分類（NOC）-看護ケアを評価するための指標・測定尺度．第4版（江本愛子監訳），医学書院，2010．
4) G. M. ブレチェク：看護介入分類（NIC）．原書第5版（中木高夫，黒田裕子訳），南江堂，2009．

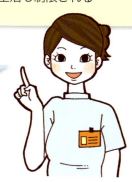

次章は「実施」を取り上げます

第6章

実施（記録）で気をつけることって？

- ◆ 実施前の判断
- ◆ 患者さん・家族の状態に合わせた実施
- ◆ 安全・安楽で効果的な実施
- ◆ 実際の運用
- ◆ 記録の書き方
- ◆ クリティカルシンキング

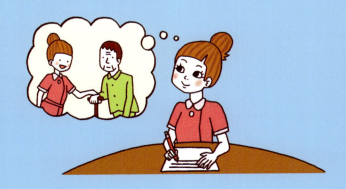

第6章 「実施(記録)」の目標

看護援助を行う際には，看護計画の通りに実施してよいのか判断し，必要に応じて修正しながら実施する必要がある．また，継続した援助を実施するには，適切な記録が必要であることを理解しよう

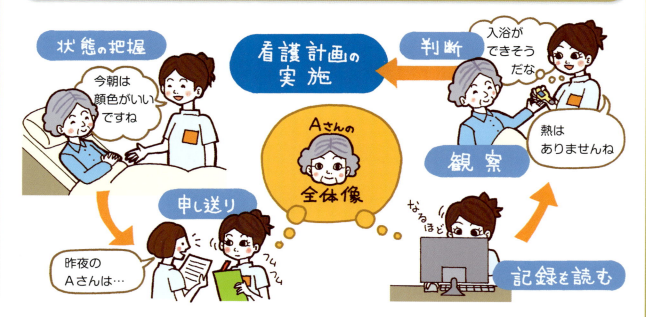

　臨床現場では，申し送りが終わったあと，その日の担当看護師があいさつに行ったり，環境整備で病室を回ったりする際に，患者さんの概況を把握している姿がしばしば見られます．短時間で，問診と外観の観察から必要な情報をとって，計画通りに援助を実施できそうか判断します．

　あるいは，まずベッドサイドに出向いて患者さんの状態を把握してから，申し送りを受けます．初めて担当するときには，患者さんの全体像を考えながら記録を読んだり，申し送りを受けたほうが，情報をつなげやすく，その日に何を優先しなければならないかを明確にできます．

　さらに，実際に援助する前に，バイタルサインの測定や症状に関する観察を行い，計画した援助を実施するかどうか最終的な判断をします．

　ベッドサイドでは，患者さんの状態をみて，臨機応変に対応しなければならないことがしばしばありますが，今回は，看護計画に基づいた実施について述べます．

　看護計画を行動に移すためには，立案した看護計画をその通りに実施してよいのかを判断し，患者さん・家族の状態に合わせて，必要に応じて修正しながら，実施することが大切です．

　また，継続した援助を実施するためには，実施内容とそれに対する患者さん・家族の反応が適切に記録される必要があります．

第6章 実施(記録)で気をつけることって?

実施前の判断

看護計画を実施する前に確認することは？

　一般に，初期計画を立案するのは，患者さんの入院後24時間以内となっており，現実的には，日勤帯に入院した患者さんを受け持った看護師が，その勤務帯の終了時までに(あるいは居残りして)立案することが多いと思います．

　看護計画を立案するのは，プライマリ看護師であることが多く，看護計画の追加・修正にも責任を持ちます．その場合，患者さんの状態が大きく変化したときや評価日に，看護計画を見直します．

　運よく，患者さんの状態が変化した日にプライマリ看護師が勤務していて看護計画の追加・修正を行っているか，患者さんの状態に合わせて，すべての看護師が看護計画の追加・修正を行う体制をとっていれば，急変でもない限り，計画を微調整するだけで実施に移すことができます．

　看護学生の実習では，帰宅後に看護計画を立案して，実施するのは翌日になるため，16時間程度の空白が生じます．教員や実習指導者に相談して看護計画ができあがるまでに2～3日かかる場合や，土日をはさむ場合は，空白の時間はさらに長くなります．

　空白の時間が長くなるということは，患者さんや家族の状態が変化している可能性が増えるということです．

　また，看護師も24時間毎日担当するわけではないので，実施の前に，右の3つのポイントを確認することが不可欠です．

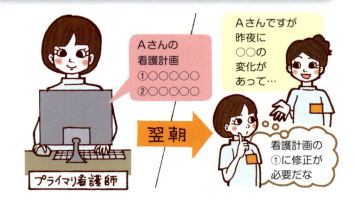

■実施前の判断のポイント

❶ 問題としてとらえた患者さん・家族の反応が持続しているか(問題点が存在するか)
❷ アプローチの順番(問題点の優先順位)は変わっていないか
❸ 立案した内容・方法でよいか(患者さん・家族の反応に変化はないか)

　これらを判断するためには，患者さん・家族に関する情報を得ることが必要です．カルテから自分が担当していない時間帯(期間)の情報を得るとともに，直前の担当者から申し送りを受けます．得た情報によって予測を立て，ベッドサイドに出向いて，自分の目で患者さんの状態を確認します

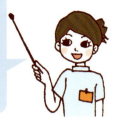

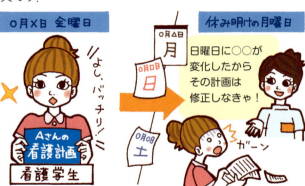

要点1

看護計画を立案したときから実施するまでの時間に，患者さんに起きた変化を考える必要がある．

患者さん・家族の状態に合わせた実施

看護計画に修正が必要となるのはどんなとき？

　患者さん・家族が予測していた状態と異なる場合は，看護計画を修正しながら実施する必要があります．

　予測と異なる状態とは，病状が悪化している，昨日までみられなかった新たな症状が生じている，予測以上に病状が改善している，日常生活活動の自立度が飛躍的に向上しているなど，悪化もしくは改善をさします．

　修正しながら行った援助に対する患者さん・家族の反応を把握し，「期待される成果（成果目標）を変更したほうがよい」「期待される成果に到達するためにこの具体策は有効だろう」「この具体策による即時効果はみられないが，しばらくやってみて評価しよう」などと再アセスメントした場合は，看護計画に修正を加えます．

　看護計画通りに実施しても，患者さん・家族の状態が期待される成果に到達しない場合は，その要因を検討し，阻害要因を減らす，または促進要因を強化するという看護計画を追加します．

　問題としてとらえた患者さん・家族の状態が改善していれば，その時点で看護計画を中止するか，問題点の優先順位を下げて1～2日様子をみて評価します．

　短期間で期待される成果は2～3日後の状態を想定して設定するため，タイムリーに看護計画を追加修正する能力を持ち合わせている場合は，数日間で評価します．達成していれば次の段階の期待される成果を設定し，具体策を策定する，この流れを繰り返します．これが理想的です．

経験豊かな看護師の場合

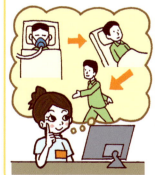

担当する患者さんがどのように変化していくか予測がつきやすく，それをふまえた看護計画を立案することができる
↓
大幅な修正をすることなく，実施に移すことができる

新人看護師や看護学生の場合

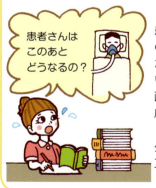

患者さんはこのあとどうなるの？

患者さんや家族の状態がどのように改善したり悪化したりするのかを予測できないために，立案する看護計画が限られた時間や場面対応のものとなる
↓
少しの変化で看護計画の修正を余儀なくされる

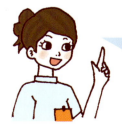

あらかじめ「○○ができたら△△する」というような具体策を立案しておけば，追加・修正は不要で，むしろクリアした部分の具体策を削除するだけですむことになります

要点 2

患者さん・家族が予測していた状態と異なる場合は，看護計画を修正しながら実施する．

82

安全・安楽で効果的な実施
実施するときに意識すべきことって？

❶ なぜ行うのか，根拠を明確にする

患者さん・家族に安全・安楽で効果的な援助を行うためには，なぜそれを行う必要があるのか，なぜその方法で行うのか，根拠を明確にする必要があります．

看護計画の立案時に，具体策の根拠は確認するはずですが，臨床では，自分が看護計画を立案していない患者さんを担当することのほうが多くなります．

「いつもやっているから」ではなく，必ず根拠を認識しながら実施します．

❷ 援助技術を練習し，チーム内で統一する

援助技術については，日ごろから練習を行うとともに，患者さん特有の援助方法がある場合は，カンファレンスで確認するか，申し送りを確実に行って，チーム内で技術を統一できるようにします．

また，患者さんの状態や行われる援助内容によっては，看護師1人で行うのではなく，複数の看護師で行うほうが安全・安楽に実施できることがあります．たとえば，ルートやチューブがたくさん入った患者さんや自分で身体を動かすことができない患者さんに，体位変換や清潔ケア，移乗の介助などを行うときです．その場合は，看護師同士が時間調整を行って効率よく実施できるようにします．

看護学生の場合は，どの技術を，誰と，どこまで実施するのかを明確にして，安全に実施できるようにします．何回か行っているうちに看護学生1人で実施できる援助技術もでてくると思いますが，その際も実習指導者の確認と指示を得て実施します．

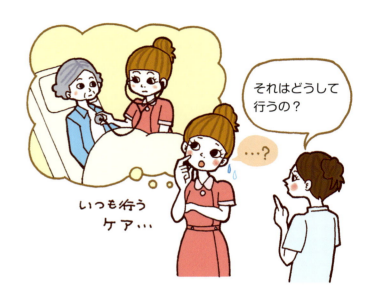

近年では，オンラインの看護技術教育ツールを採用している大学，医療施設が増え，看護基礎教育で学ぶ看護技術と臨床で実施する看護技術が統一されるようになってきています．看護師も看護学生も，これらのツールを利用すれば，効果的にスキルアップをはかることができます．

また，臨床指導者と手順を共有することで，看護学生は効果的な指導を受けることができます．それらが患者さんに対する安全・安楽で効果的な援助の提供につながります．

要点❸
看護計画の実施の際は，根拠を明確にする．また，技術をチーム内で統一する．

実際の運用
いつ，何を，どのように実施する？

　看護師が行う援助は，すべてが看護計画に基づいたものではないので，ルーチンで行う援助とも組み合わせます．

　担当する患者さんに対する援助の項目や内容は，ルーチンで行うことと，それぞれの患者さんの看護計画の部分部分の組み合わせになります．

　1人ひとりの患者さん（患者内）の問題点の優先順位を考慮し，さらに患者さんの状態によって（患者間の）優先順位を考慮してワークシートを作成することになります．とても，複雑な作業といえます．

一般病棟の看護師の場合（複数の患者さんを担当）

それぞれの患者さんに対する援助を漏れなく実施できるように，ワークシートを用いてデータを把握し，実施すべき援助の時間と内容を整理します．

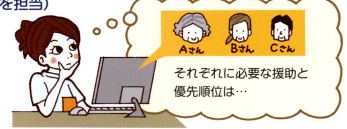

それぞれに必要な援助と優先順位は…

ICUや手術室の看護師の場合（1人の患者さんを担当）

自分が担当する時間帯の中で，いつ，何を，どのように実施するか計画を立てます．

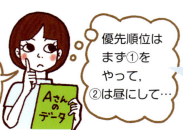

優先順位はまず①をやって，②は昼にして…

たとえば，3つの問題点を抽出して看護計画を立案している場合は，3つの問題点のどれを優先するか検討し，優先順位の高いものに重点をおきながら，看護計画の具体策をその日の時間や場面に落とし込んでいきます

看護学生の場合

統合実習で複数の患者さんを担当する場合を除けば，1人の患者さんを担当することになります．受け持ち患者さんに対して，実習時間内にどのような援助を行うか，「行動計画」を立案します．

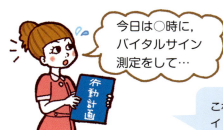

今日は○時に，バイタルサイン測定をして…

これを書いてこないとベッドサイドに行かせてもらえません

> 第6章 実施（記録）で気をつけることって？

実習期間の看護計画の立案と実施

❶ 受け持ち初日

情報収集に関する行動計画を立案します．患者さんの年齢，疾患，治療法をふまえ，データベースシートの中でも，どのカテゴリの情報収集を優先するのか，さらに具体的にどの項目の情報を，いつ，どのような方法で収集するのか計画します．

アドバイス
受け持ち初日から看護師とともに清拭や移乗動作の介助などに参加することがありますが，それらは「患者さんの状態と援助方法」を情報収集するための手段とします．

❷ 看護計画立案までの期間

データベースアセスメントを行うことで，「基準範囲や通常の状態から逸脱している/逸脱する危険性がある」「適正ではない」「もっとよくしたいと思っている」などと指摘されたことを取り上げ，それらのことに関する観察や直接的援助の行動計画を立てます．

アドバイス
行動計画を立案して（行動計画上），食事介助や排泄の介助などの日常生活の援助を行っても，この時点ではまだ，看護計画に基づいた援助とはなっていません．
問題点を確定するための，重点的なアセスメントという位置づけとなるかもしれません．しかし，この時点で行っている観察や直接的援助は看護計画の一部になる可能性があります．

❸ 看護計画の立案後

問題点の優先順位を検討し，行動計画用紙のどこかに優先順位を記載すると，その日，どこに焦点をあてて援助すればよいかが明確になります．それを実習目標に反映させると，より効果的に学習できます．

アドバイス
時間軸に実施項目を記入するような書式になっている場合は，項目のあとに（　）をつけて，カッコ内に問題点の番号を記載すると，なんのためにその観察や援助を行うのか明確にすることができます．

時間	実施項目
9：00	バイタルサインの測定（#1）
9：30	会話による情報収集（#1）
11：00	車椅子で散歩に出る（#2）

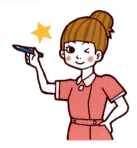

看護過程の解体新書 85

おそらく，前日の夜から当日朝までの間に，患者さん・家族の状態を予測して行動計画を記載することになるでしょう．そのため，実施開始前に，カルテからの情報収集，夜勤看護師からの申し送り，実際にベッドサイドに足を運ぶなどして患者さんの状態を確認し，必要に応じて行動計画を修正します．

看護計画通りに実施するとしても，すべての看護計画をそのまま行動計画に書き写す必要はありません．ポイントのみを書くか，「看護計画参照」とします．

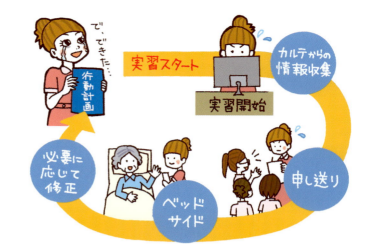

要点4
問題点の優先順位を検討したうえで，なんのために行うのかを明確にしながら観察や援助の計画を立てていく．

記録の書き方
記録を書くときの注意点って？

実施には，行った援助とそれに対する患者さん・家族の反応を看護記録に記載することも含まれます．

❶ 看護記録とはなにか

看護記録は，看護実践の過程を記述したものですが，保健師助産師看護師法には，助産録を除き，看護記録に関する規定はありません．

そのほかの法令では，たとえば医療法及び医療法施行規則において，看護記録は，地域医療支援病院及び特定機能病院の施設基準等の1つである「診療に関する諸記録」であることが示されています．

日本看護協会の「看護業務基準」や「看護記録の開示に関するガイドライン」では，看護記録の目的・機能や記録内容が示されています．

「看護記録の開示に関するガイドライン」で示された看護記録の目的・機能は，

- 看護実践を明示する
- 提供するケアの根拠を示す
- 患者さん・家族を含むチームメンバー間の情報交換の手段となる
- 施設の設立要件・診療報酬上の要件を満たしていることを示す
- ケアの評価やケア向上開発の資料となる
- 医療事故や医療訴訟の際の法的資料となる

日本看護協会編：看護記録の開示に関するガイドライン．p.9，日本看護協会出版会，2000．より引用

ということです．また，それらの目的・機能を果たすために，記録で行うべきこと・行ってはいけないことが示されています(**表**)[1]．

第6章 実施（記録）で気をつけることって？

表　記録で行うべきこと・行ってはいけないこと

行うべきこと	行ってはいけないこと
1. ケアを行う前と行ったケアを記録する前に，ほかのケア提供者が何を書いているかよく読む 2. 問題点として挙げられたものがケアされずに放置されていないかどうか確認する 3. ケアを行った後はできるだけ早い時点で記録するようにする 4. 患者の行動やことばを直接引用し，患者に何が起こったか，どのようなケアを誰がいつ実施したのか，またその反応等の事実を正しく記録する．必要に応じて，関連図や絵，写真を貼付するなどして具体的に示すようにする 5. 読みやすいように書く．決められた記録の様式で記入する 6. 略語を用いるときは，各施設のマニュアルに記載され認められている略語のみ用いる 7. すべての記載に日付と時刻を記入する 8. 記録者は定められた形式で署名を行う 9. 訂正するときには2本線を引き，署名と日時を記載する 10. どのページも記入されているか，もし両面使用紙なら両面ともに記入されているか確認する	1. 前もって，これから行う処置やケアを書いてはいけない 2. 自分が実際にみていない患者の記録をしない 3. 意味のない語句や患者のケアおよび観察に関係のない攻撃的な表現をしない 4. 患者にレッテルをはったり，偏見による内容を記録してはならない 5. 「〜と思われる」「〜のように見える」といったあいまいな表現はしない 6. 施設において認められていない略語を使わない 7. イニシャルや簡略化した署名は用いない 8. 記述間違いを修正液で消したり，消しゴムを使ってはならない．間違った箇所を記録から除いてはならない 9. 消されるおそれのある鉛筆や，コピーでよく写らない青インクでの記載はしない 10. 記録の途中で行を空けない
	注意深く行うこと
	1. 患者の態度や性格などについて否定的な内容の記述をするとき 2. 病状や診断，治療など医師の領域に踏み込んだ書き方をするとき 3. そのほかの患者との信頼関係を損なうおそれのある事項を記載するとき

日本看護協会編：看護記録の開示に関するガイドライン．p.12〜13，日本看護協会出版会，2000．より引用

❷看護記録の書式

　看護記録の書式は，PONR（問題志向型看護記録），フォーカスチャーティングなどさまざまですし，同じPONRでも，詳細は各施設により異なります．実際に記録をする際は，各施設の看護記録に関する基準やガイドラインに基づいて行います．

　PONRで日々の実践を記録する場合，事故発生時以外はSOAP形式で記載することになります．それにフローシートを加えて患者さんの治療や状態の経過がわかるようにします．

　SOAP形式の記録は，抽出した問題点ごとに，患者さん・家族の主観的情報（S），患者さん・家族の客観的情報（O），S・Oをふまえ期待される成果に到達しているかどうかの判断（A），看護計画の続行・追加・修正（P）を記載します．

　問題番号の1から記載するのではなく，その日の優先順位順に記載すると，患者さん・家族の状態を把握しやすくなります．

PONR：problem oriented nursing record，問題志向型看護記録
POS：problem oriented system，問題志向型システム

Keyword
PONR（問題志向型看護記録）

　PONR（問題志向型看護記録）とは，問題志向型システム（POS）に基づいた看護記録のことです．POSとは，患者さんの問題点を明確にとらえ，その解決を論理的に進めていくという考え方です．POSの構成要素として，①基礎データ，②問題リスト，③初期計画，④経過記録，⑤要約記録があり，これらにのっとって記録がされます．④の経過記録は，SOAPを用いて記録されます．また，どの患者さんにも共通して行われるケアや観察項目について，チェックリストのように記入していくものを，フローシート（経過一覧表）といいます．

Keyword
フォーカスチャーティング

　POSでは問題に焦点をあてますが，フォーカスチャーティングでは出来事に焦点をあてます．患者さんの問題点を含む出来事（Concern）に焦点（Focus）をあて，そのときの患者さんの情報（Data）と，その状況に対して行った介入（Action），その結果・評価・反応（Response）を記載します．

看護過程の解体新書　87

問題点や期待される成果を意識していないと，問題点と関係のないデータを記載してしまったり，「S」「O」に関する「A」になってはいるものの，期待される成果と関係のない内容になったりします．

　また，「P」で看護計画の追加・修正を記載したら，それが同日の日付で看護計画用紙にも反映される必要があります．

　患者さんを担当した日に，それまで指摘されていなかった事象が生じた場合は，「T（Temporary）テンポラリー」で記載し，看護計画立案の必要があれば，そのように記載して，同日の日付で問題点と看護計画を追加します．

　これらのサイクルには「評価」が不可欠です．「評価」については7章で詳しく述べます．

　それでは，SOAPの記載について，練習問題にチャレンジしてみましょう．

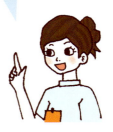

看護学生が記載する実習記録は，看護記録とは別のものです．看護過程の展開の記載については，共通点がありますが，実習記録の目的・機能，記載内容は看護記録のそれとは異なります．どのようなことを学習するために，何をどのように記載するのか，オリエンテーションでよく確認して学内演習や臨地実習に臨みましょう

練習問題

　援助の実施に関する記録方法を練習しましょう．
　以下の事例について，右のSOAP形式の記録で不適切な部分を指摘し，どのように記載すればよいか考えてください．

【事例】
Aさん　70歳　男性
脳梗塞のうこうそくで左上肢の軽い麻痺と左下肢麻痺があり，バランスがとりにくいため転倒の危険性があります．
「思うようにどんどんよくならないので，イライラする」と言っています．
「バランス不良により転倒の危険性がある」という問題点に対し，「安定した移乗，移動動作ができる」ことを期待される成果としました．

【記録】
S：車椅子へ移る手順はわかっています．
　　訓練室では杖で歩いてるんだから，病室でも構わないでしょう？
O：手順通りに車椅子へ移乗する．
　　自分で車椅子のストッパーをはずし，自走している．
　　攻撃的である．
A：移乗の手順を踏むことができている．
　　病棟では車椅子で移動していることを不満に思っている．
P：理学療法士に相談し，病棟での歩行を検討していく．

第6章 実施（記録）で気をつけることって？

解答例

不適切な部分を赤で示します.

> S：車椅子へ移る手順はわかっています.
> 　　訓練室では杖で歩いてるんだから，病室でも構わないでしょう？
> O：手順通りに車椅子へ移乗する.
> 　　自分で車椅子のストッパーをはずし，自走している.
> 　　攻撃的である.
> A：移乗の手順を踏むことができている.
> 　　病棟では車椅子で移動していることを不満に思っている.
> P：理学療法士に相談し，病棟での歩行を検討していく.

このように記載するとよいでしょう.

> S：ふらふらしないで車椅子に移れるようになりました.
> 　　訓練室では杖で歩いているんだから，病室でも構わないでしょう？
> O：立位時，移乗時にふらつきはない.
> 　　Brunnstrom stage　上肢Ⅵ，下肢Ⅴ
> 　　自分で車椅子のストッパーをはずし，自走している.
> 　　強い口調で話す.
> A：立位バランスは保持でき，移乗動作は安定してきている.
> 　　しかし，歩くことへの焦りが見られ，それが転倒につながる危険がある.
> P：理学療法士に相談し，病棟での歩行を検討していく.
> 　　焦らずに着実に歩行につなげられるよう声かけと説明を行っていく.

解 説

　転倒の要因をバランスがとれないこととし，「安定した移乗，移動動作ができる」ことを期待される成果としているため，Oについては，身体バランスと移乗・移動動作の安定性がどうなっているか，Sについては，それらをどのように自覚しているかを記載する必要があります.

　また，バランス不良の原因として左下肢麻痺があるとすると，麻痺の回復状況を把握する必要もあります.「安全な移乗手順を踏む」ことが期待されているわけではないし，訓練室で歩行訓練を行っている状況を考えると，車椅子の使用は歩行できるようになるまでの一時的なものであるので，車椅子操作を評価する必要はないことになります.

　回復への焦りが見受けられるので，これも転倒の危険

因子になることが予測されます.そのことをAに記載し，具体策を追加するとよいと考えます.

　また，「攻撃的である」という表現は不適切ですので，「強い口調で話す」というように，語気や表情，態度などを具体的に記載します.

要点5

記録は，その目的を理解したうえで，行うべきこと・行ってはいけないことに留意して記載する.

看護過程の解体新書　89

> **質問！** 報告はどのようにするの？

　看護師は勤務中，患者さん・家族の状態に変化が生じた場合には，リーダー看護師や担当医師に報告します．患者さんが差し迫った状態であれば，すぐに指示を受けて対応します．

　即時対応の必要がない場合は，休憩に入る前や勤務の終了時に報告します．

　また，患者さん・家族の状態と継続すべき援助について次の勤務帯の看護師に申し送りします．

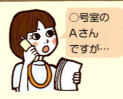

患者さん・家族の状態に変化が生じた場合
リーダー看護師や医師に報告

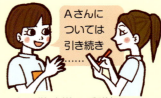

継続すべき援助や状態について
次の勤務帯の看護師に申し送りをする

クリティカルシンキング
看護計画が適切かどうか検討するにはどうしたらいい？

　ここまですでに述べてきましたが，患者さん・家族に対して根拠に基づいた援助を安全・安楽，そして効果的に実施するためには，看護計画および行動計画が不可欠です．

　立案した計画を実行に移す場合には，必ず以下のことを検討する必要があります．

❶取り上げた問題点が実施開始時にも存在するか
❷新たな問題は発生していないか
❸問題点の優先順位は変わっていないか
❹立案した援助の内容・方法でよいか
❺他者が立案した看護計画を実施する場合，援助の根拠は何か

　そして，実施に対する患者さん・家族の反応から再度アセスメントを行い，以下のことを検討します．

❻立案した計画を継続してよいか
❼倫理的な問題がないか

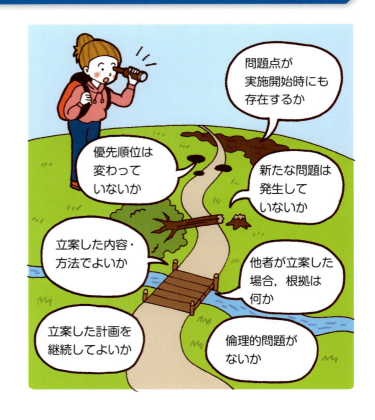

90

臨床で直面する「倫理的問題」

　実践の場では、患者さん本人と家族の希望が一致しない、患者さんの安全確保のために身体抑制・拘束をしなければならない、患者さんに十分な看護ケアを提供できていないなど、しばしば倫理的問題に遭遇することがあります。

　臨床で看護師が直面する倫理的問題の内容として「患者さんと家族間でのニーズの相反、不平等な待遇、ターミナルケア、同僚へ指摘できない、極端な営利方針、最善でないと感じる医師の指示に従う、人手不足のための抑制、能力を超える仕事」などが指摘されているようです[2]。

　看護学生の場合は、倫理的な問題に気づくことも難しいようですので、「もやもやした感じ」をカンファレンスなどで発表し、臨床指導者や教員から助言を得るとともに、グループの学生から意見を聞いて、どのような行動をとればよいかを検討します。詳しくは、成書を参照してください。

悩んだこと・困ったことなどはカンファレンスで話し、意見を聞きましょう

要点6
看護計画を実施する際には、取りあげた問題点に変化はないか、立案した援助の内容・方法が適切か、その根拠は何かなどを確認する必要がある。また、倫理的問題にも配慮する必要がある。

引用・参考文献
1) 日本看護協会編：看護記録の開示に関するガイドライン．日本看護協会出版会，2000．
2) 小川和美ほか：臨床看護師が体験している倫理的問題の頻度とその程度．日本看護倫理学会誌 6(1)：53〜60，2014．

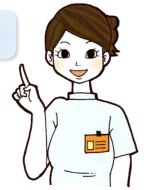

次章は「評価」です。
いよいよ最終段階ですね！

MEMO

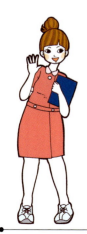

第7章

評価ってどんなふうにするの？

- ◆ 実施方法の評価
- ◆ 状態の変化の評価
- ◆ 看護過程全体の評価
- ◆ 行った援助の効果
- ◆ 退院・転院時の評価
- ◆ クリティカルシンキング

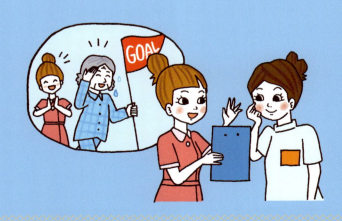

第7章 「評価」の目標

> 看護計画を実施したあとは，
> 患者さん・家族の反応を分析したうえで，援助が適切であったかを考え，
> フィードバックをするということを理解しよう

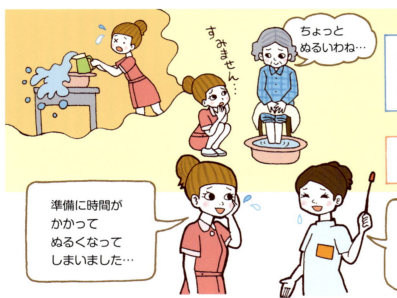

　アルファロ(R. Alfaro-Lefevre)によると，評価には「ケアプランの評価」と「質の向上の評価」がある[1]とされています．ここでは，「ケアプランの評価」について解説します．

　看護学生が臨地実習で患者さんにケアを行った場合，援助技術が未熟で，「準備に時間がかかり過ぎて，足浴の湯温がぬるくなってしまった」とか「防水が十分でなく，洗髪の湯で首〜背部が濡れてしまった」「食生活のことを聞こうと思ったが，患者さんが話してくれることをただ聞いていたら，聞きたいことが聞けなかった」など，自分の技術を振り返り，次に行うときにどこに注意するかを明確にする人も多いのではないでしょうか．

　これは，学生自身の技術の評価であって，今回学ぶ，患者さん・家族に対するケアへの評価ではありません．

　ただし，看護学生が行った援助からも「熱めの湯が好みである」「時間がかかると疲労感がみられる」「食生活のことには触れられたくないという思いがある」など患者さん・家族の反応にかかわることを分析することができます．

　自分が援助を行うことでいっぱいいっぱいになるのではなく，援助によって得られた患者さん・家族の反応をしっかりとらえましょう．

第7章 評価ってどんなふうにするの？

実施方法の評価
行った援助が適切であったかどうかは，どのように評価するの？

　看護計画に基づいて実施を行う際は，実施によって得られた患者さん・家族の反応をとらえ，援助の実施方法を評価します．自分の行った援助方法が患者さん・家族にとって適切であるかという観点から評価します．どのように援助すると患者さん・家族からよりよい反応を引き出すことができるのか分析し，チーム全体で共有できるように具体策に追記します．

　たとえば，片麻痺患者さんの移乗動作において，どこに車椅子を配置し，どこを支え，どのように誘導すると患者さんの現存する力を利用して安全に移乗することができるかについては，何回か実施を行うことにより明らかにできます．

　慢性心不全の患者さんに退院後の生活指導をする際には，どのような話から始めると患者さんや家族が関心を示すか，どのような教材（動画，イラスト，パンフレットなど）を用いると理解してもらいやすいかなど，細かいところはトライアルして初めてわかることです．

　看護計画の具体策は，立案時にはまだ比較的抽象的，かつ一般的なため，日々の実施による患者さん・家族の反応から具体的な実施方法を検討し，それらが明らかになったところで，看護計画に追記していくのです．

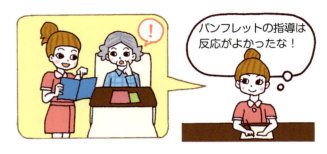

要点1
実施方法を評価するには，実施によって得られた患者さん・家族の反応から，実施方法が適切であったか，どうすればよりよい反応を引き出せるかを考えていく．

状態の変化の評価
患者さん・家族の状態が変化していく場合，どのように評価するの？

　患者さん・家族の反応をそれぞれのおかれた状況によって前日，前の勤務帯，数時間前，数十分前……と比較します．患者さん・家族の状態が刻一刻と変化する可能性がある場合は，数十分前の状態と比較することが必要ですが，著明な変化がない状態であれば，前日との比較で十分です．

　看護計画で，観察を「1日1回行う」「2時間ごとに行う」というように計画されていれば，まずは計画された観察の間隔で比較します．1日1回の観察なら前日との比較，2時間ごとの観察なら2時間前との比較をするということです．次に，「昨日とは変わらないが，3～4日前に比べ改善している」というように，もう少し範囲を広げて比較します．

❶ 期待される成果が「維持すること」である場合

「○月○日まで維持できる」「2週間後まで維持できる」というように，評価日まで維持することが必要なため，状態が変化していなければ，期待される成果の到達は評価日に判断します．

「維持すること」を目指す場合の状態の変化とは，悪化を示します．なぜ悪化しているのか，要因を分析し，期待される成果の見直し，具体策の追加・修正を検討します．

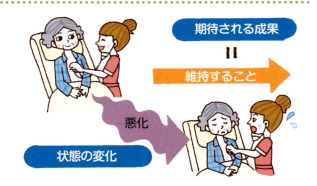

❷ 期待される成果が「改善すること」である場合

評価日より前に期待される成果に到達することもありうるので，「改善しているか」どうかとともに，期待される成果に「近づいているか」，「到達しているか」どうかを評価します．

期待される成果に到達した場合は，問題解決として計画を中止するか，期待される成果を再設定して新しい具体策を立案するかどうかを検討します．

また，期待される成果に近づいていると判断した場合は，促進要因を分析し，必要であればそれを強化するようにします．なかなか状態が改善方向に進まない場合は，阻害要因を分析し，それを軽減する具体策を追加します．

日々の記録をSOAP形式で記載する場合は，「A：Assessment」に状態の維持／改善／悪化状況，期待される成果の到達度，促進要因／阻害要因の判断・分析結果を記載し，「P：Plan」に期待される成果の再設定，具体策の追加・修正・詳細化，新たな具体策の立案について記載します．

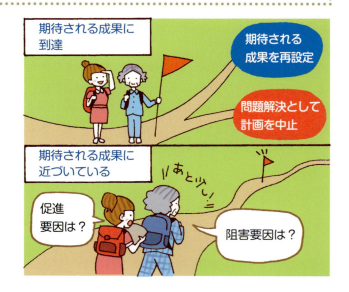

要点 2

患者さん・家族のおかれた状態は，以前の状態と比べながら評価する．その際，期待される成果が「維持すること」なのか「改善すること」なのかに注意して期待される成果の見直し，具体策の追加・修正を行う．

看護過程全体の評価

看護過程全体を評価するにはどう考えたらいいの？

❶ 評価日における評価

　期待される成果(成果目標)を設定する際は，「○月○日までに」「1週間後に」などと，達成を目指す日も含めます．そのため，その日が達成できたかどうかの評価日となり，そこで看護過程全体を見直します．

　もちろん，前述のように設定日より前に状態が急激に変化した場合は，その時点で評価を行います．

　期待される成果が達成されているかどうかは，下記のように考えて判断していきます．

1 期待される成果の達成度の判断と要因の特定
(1) 期待される成果の到達：以下のどれにあたるか
　❶到達している
　❷到達まではいかないが近づいている(一部達成されている)
　❸到達していない
(2) (1)の要因
　❶促進要因
　　期待される成果に近づいている(状態が改善している／維持できている)要因
　❷阻害要因
　　期待される成果に近づかない(状態が改善しない／悪化している)要因

2 看護計画の終了／継続／追加・修正の判断
- 期待される成果に到達／問題解決したため，看護計画を終了する
- 期待される成果に到達したため，新たな期待される成果・具体策を立案する
- 期待される成果に到達したため，問題点の優先順位の変更／新たな問題点の追加を行う
- 期待される成果に近づいているため，看護計画を継続する／促進要因を強化する
- 期待される成果に到達していないため，期待される成果・具体策を変更する
- 期待される成果に到達していないため，改めて情報収集／追加情報を収集し，問題点を検討する

❷ 看護過程の各段階における評価

　アルファロによると，評価とほかの段階との関係は図のようになっています．評価日や退院時などに看護過程全体の評価を行います．患者さん・家族が期待される成果に到達したかどうかを評価して，到達していない場合は，看護過程のどの段階に課題があるのかを見出します．

図　評価とそれ以前の段階の関係

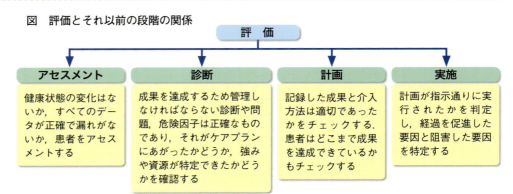

R. アルファロ-ルフィーヴァ著：基本から学ぶ看護過程と看護診断．第7版(本郷久美子監訳)，p.283，医学書院，2012．より引用

アセスメント

　収集した情報が不足していて，少ない情報で問題点を判断してしまっていた，収集した情報に誤りがあり，正しい問題点を判断できていなかったということはないかを考察します．

　とくに，心理社会的側面のアセスメントでは，患者さんやご家族との人間関係ができないうちは本心を聞くことができなかったりして，正しい情報が得られないこともあるからです．

例 糖尿病で，血糖値のコントロールがうまくいかない患者さん
　入院当初のアセスメント：
　患者さん本人の「知識不足」
　➡ **本人に対する教育指導を行う**

▶実は，患者さん本人の理解力と実行力には限界があり，実際に自宅で管理をするのは家族で，家族の問題点をあげるべきだった

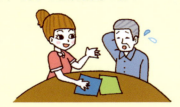
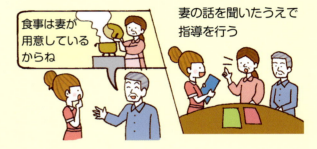

問題点の抽出

　抽出した問題点や問題点の優先順位に誤りがなかったかを考察します．

　問題点が全く違っていたということは少ないと思いますが，「原因(A)→現状(B)→成り行き(C)」という連続性の中で，どこを問題点として焦点化するかが違っていると，期待される成果に到達しにくいこともあるかもしれません．

　「原因(A)→現状(B)→成り行き(C)」という連続性があれば，「Aに関連したB」「Bに関連したCの危険性」という2通りの問題点をあげることができます．

例 **原因(A)**：片麻痺である
　現状(B)：身体バランスがとりにくい
　成り行き(C)：転倒の危険性がある
　➡ **考えられる問題点は？**
　●片麻痺により身体バランスがとりにくい
　●身体バランスがとりにくいことにより転倒の危険性がある

▶「身体バランスがとれるようになる」「転倒を生じない」という期待される成果は達成できても，関連因子を減らすという意味で「片麻痺が改善する」という期待される成果は達成できないこともあります．

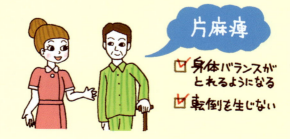

第7章 評価ってどんなふうにするの？

また，優先順位を1番とした問題点の要因が3番目に取り上げた問題点であったため，3番目の問題点に優先して取り組まなければ，1番目の問題点の期待される成果到達にはいたらないということも考えられます．

例 看護問題
#1 食事・水分摂取不足，活動量の低下により便秘を生じている
#3 悪心により食事・水分摂取ができない

▶ #1の要因の1つに#3が入っているため，#3を先に解決することが必要です．

計画

設定した期待される成果や具体策が実状に合っていなかったということはないかを考察します．期日と期待される成果のバランスが悪い，つまり，「その期限内にそこまではできない」というようなことがなかったかを確認します．

また，とくに期待される成果を「改善する」場合は，具体策が患者さんの状態と合わないと，現状維持にとどまってしまう可能性があります．

例 注意障害のある患者さん．食事を摂取するのに時間がかかっています．「食堂で，声をかけながら摂取してもらう」ように計画して実施しましたが一向に改善しません．

▶ 注意障害のある患者さんには，刺激が多い場所で食事をしてもらうのは逆効果．注意障害が重度な時期は，視界に食事以外の刺激が入らないような食事環境の工夫が必要です．

実施

計画通りに実施されていないことはなかったか，個々の看護師でアプローチ方法がまちまちでなかったかを考察します．

例 移乗動作の介助方法が個々の看護師によって異なると，上達に時間がかかることがあります．

例 内服や処置などの管理方法についての説明が計画通りでなかったり，看護師によって異なったりすると患者さんは混乱してしまい，期待される成果到達にいたらないこともあります．

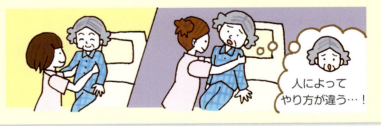

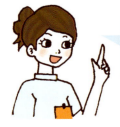
ここまで述べたことは，クリティカルシンキングによってそれぞれの段階でも防ぐことができるはずです！

要点3
看護過程全体を評価するには，アセスメント，問題点の抽出，計画，実施，の各段階で評価する．

行った援助の効果

行った援助がどのように効果的だったかについて明確にするにはどうしたらいい？

　患者さん・家族の状態がどのように変化したかにとどまらず，行った援助がどのような点で効果的だったのかを明確にします．援助を行うときには，根拠に基づいて実施するので，それを確認する意味もあります．

　看護援助に中範囲理論や小範囲理論を用いるのは，「○○すると，△△となる」という，理論のもつ「よい結果を得るために状況をコントロールする」特性を利用するためです．そのため，本当に状況をコントロールできたかどうかを評価する必要があります．

❶ 中範囲理論

　たとえば，心筋梗塞で入院した患者さんに対して退院後の生活指導を行う際に，健康信念モデル（中範囲理論の１つ）を使用したとします．「喫煙をした場合に血管がどのようになるか，動画を使った説明は，喫煙により再発作を起こす危険性が高いという脅威を認識してもらうという点で効果的であった」といった評価ができます．

❷ 小範囲理論

　しばしば看護援助で用いられる小範囲理論として，ステップバイステップ法というアプローチ法があります．これは，一度にハイレベルな目標を達成しようとするのではなく，小目標を立て，段階を追っていく方法です．

　このアプローチ法は，成功体験を積み重ねることで患者さんの自己効力が高められるという効果を期待して用います．したがって，ステップバイステップ法を使った場合は，それらが実際どうだったのかを評価します．

❸ 看護理論（広範囲理論）

　看護理論（広範囲理論）を用いて看護過程を展開する場合は，その理論の特性について評価するとよいでしょう．

　ヘンダーソン（V. Henderson）の理論では，行った援助が患者さんの「ニードが充足することに効果があったのか」，オレム（D. E. Orem）のセルフケア不足理論では「セルフケアの進歩に効果はあったのか」，ロイ（S. C. Roy）の適応看護モデルでは「目標の適応行動にいたることに効果があったかどうか」を評価します．

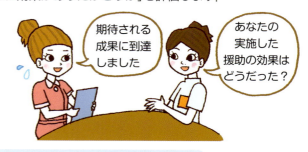

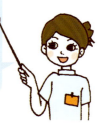

臨地実習の終了時のカンファレンスで，実施評価を発表すると，実習指導者からは自分の行った援助の有効性についての考察を求められます．理論やモデルを用いないとしても，自分の行った援助が目標到達のためにどのような効果があったのかを考察するようにしましょう

要点 4

理論を用いて行った援助の効果は，理論の特性など，根拠に基づいて評価するとよい．

第7章 評価ってどんなふうにするの？

退院・転院時の評価

看護サマリーって何？　どんなことを書くの？

　患者さんが退院したり，ほかの病棟に転棟したりする際には，「看護サマリー」を作成します．看護サマリーは，在宅，外来，他病棟など次の看護の場においても継続的な援助を行えるように，必要な情報をまとめるものです．多くの場合，看護計画の立案に責任を持つプライマリ看護師が作成します．

　看護サマリーには，患者さんの基礎情報（氏名・年齢・住所・連絡先など），既往歴，現病歴（治療経過を含む），使用薬剤，ADL，取りあげた看護問題とその実施・評価，残されている看護問題，継続すべき援助などが記載されます．

　看護サマリーの作成における評価としては，目標（Goal ゴール）の評価と，看護問題に対する実施・評価を行って記載することになります．看護問題に対する実施・評価は，看護計画のフォームに記載されたものをコンパクトにして転記します．そのうえで，残されている看護問題，継続すべき援助を記載します．退院の場合は，入院期間中の目標達成度の評価を記載します．

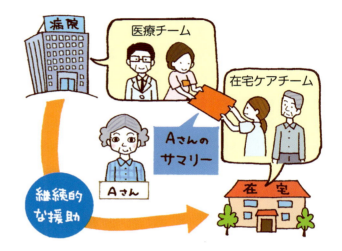

要点5
患者さんの退院・転院時には，目標の評価と看護問題に対する実施・評価を記載した看護サマリーを作成する．

クリティカルシンキング

評価が正しいかどうかはどのように考えるの？

　評価はアセスメントと一緒で，データの分析になります．日々の評価のところで述べた評価の視点は，①期待される成果に対する到達度の判断，②成果到達／未到達の要因の分析，③看護計画の終了／継続／追加・修正の判断の3つです．

ADL：activities of daily livings，日常生活動作

看護過程の解体新書　101

❶ 期待される成果に対する到達度の判断

　患者さん・家族の状態に基づくので，患者さん・家族の状態に関する情報は，関連のある情報に焦点を絞って，系統的に，もれがなく正確に示す必要があります．

　その際，成果到達とするのに都合がいいように，都合がいい情報だけを示す，情報を歪曲する，こじつけた解釈をすることがないようにします．

　「期待された成果に到達した」と判断を下す前に，示したデータに偏りがないか，データが正しいかどうか，確認することが必要です．

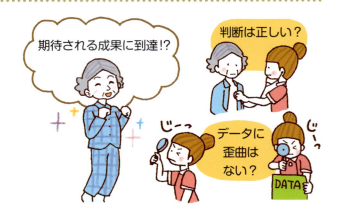

❷ 成果到達／未到達の要因の分析

　「AによりBとなっている」と言うために，「AでないとBではない」ということになるのか，考えてみることが大切です．Aが促進要因または阻害要因で，Bが成果到達または成果未到達となります．阻害要因＜促進要因であれば，期待される成果に近づくことができます．

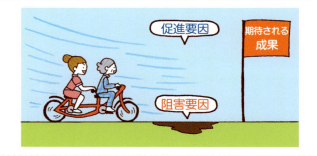

❸ 看護計画の終了／継続／追加・修正の判断

　①②の結果としての判断になります．

　到達であれば看護計画を終了しますが，問題点自体が解決していない場合は，新しい期待される成果を設定し具体策を立案するため，問題状況の分析を正確に行います．

　また，未到達の場合は，看護計画をそのまま継続するか，追加・修正（促進要因の強化・阻害要因の軽減）を行いますので，こちらも患者さん・家族の情報を注意深く分析します．

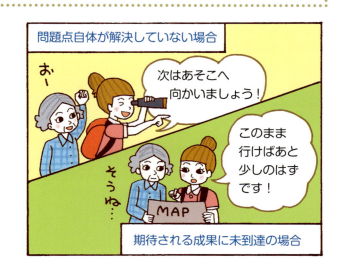

> **第7章** 評価ってどんなふうにするの？

✎ 練習問題

慢性心不全で急性増悪して入院してきた患者さんの問題点，期待される成果，観察された状態を下記に示します．

①期待される成果に到達できたかどうか，②看護計画の終了／継続／追加・修正のいずれにするか，を判断してみましょう．

【問題点】
- 心機能の低下に関連した活動耐性低下

【期待される成果】
- 自覚症状，バイタルサインの変化を伴わずに200mの歩行が実施できる

【観察された患者さんの状態】
- 歩行前・中・後に胸部症状，息苦しさなし．歩行後疲労感なし．
- 廊下を200mゆっくり歩行する．歩行中ふらつきなし．
- 歩行前：心拍数72回/分（洞調律），血圧124/76mmHg，呼吸数16回/分（規則的）
- 歩行後：心拍数84回/分（洞調律），血圧130/76mmHg，呼吸数20回/分（規則的，努力呼吸なし）

解答例

期待される成果はほぼ到達．歩行速度がゆっくりではなく，普通の速度で歩けるようになるまで計画を継続する．

解 説

活動耐性低下とは，心肺機能の低下により，発症前に何気なく行っていた活動をするときに，自覚症状やバイタルサインの変化を生じるような状態です．「苦しい」「つらい」「だるい」という自覚症状や，呼吸が促迫する，息切れがする，肩呼吸などの努力呼吸がみられる，心拍数が120回/分以上になる（または30％以上増加する），収縮期血圧が30mmHg以上上昇する（または10mmHg以上低下する），心電図上不整脈が生じる（心房細動が常時みられる場合を除く）などを示します．事例の歩行後の状態は，歩行前と比べて症状，バイタルサイン上の問題はありません．しかし，歩行の速度が発症前より遅いので，それができるようになって到達とします．具体策の追加・修正をしなくても，今の計画を継続することで到達が期待できますので，「継続」とします．

> これで看護過程の一連の流れを，すべて学んだことになります．理解できたでしょうか？ 総しあげとして，応用編の事例展開にチャレンジしてみましょう

要点6

評価に対するクリティカルシンキングとして，①期待される成果に対する到達度の判断，②成果到達／未到達の要因の分析，③看護計画の終了／継続／追加・修正の判断を行う．

引用・参考文献
1）R. アルファロールフィーヴァ：基本から学ぶ看護過程と看護診断．第7版（本郷久美子監訳），p.282，医学書院，2012.
2）R. アルファロールフィーヴァ：基本から学ぶ看護過程と看護診断．第7版（本郷久美子監訳），p.283，医学書院，2012.

| 応用編 | **事例展開をしてみよう！** |

第1章から第7章まで，看護過程の一連の流れについて説明してきました．
ここでは応用編として，下記の事例について，看護過程（①情報収集とアセスメント，②問題点の抽出，③看護計画の立案，④経過記録）を展開していきます．

事例

Aさん，58歳，男性，会社員

外来で血糖コントロール不良（HbA1c 10.8％，空腹時血糖 248mg/dL）のため，3度目の教育入院を予定していた．前日の11月29日に左上肢の脱力感が出現し，11月30日の朝には左下肢の脱力感，ろれつの回りにくさも出現した．家族とともに来院し入院となる．

来院後，MRIで右中大脳動脈領域の脳梗塞と診断された．発症からの経過時間によりrt-PA療法の適応とはならず，保存的療法を行うこととなった．

入院後10日目に看護学生が担当した．

❶ アセスメント（情報収集と解釈・判断）

対象者から情報収集するときには，データベースシートの項目をすべて埋めるのではなく，必要な情報を意図的に集めます．そのために，一般的な枠組みを疾患や治療法をふまえてアレンジする必要があります．

表1にゴードン（M. Gordon）の機能的健康パターンを用いた脳血管障害患者のアセスメントの視点を示します．事例の場合は，併存症として糖尿病，高血圧，睡眠時無呼吸症候群（SAS）を持つので，そのことも合わせて判断する必要があります．糖尿病で高血糖が続くと，リポタ

ンパクの酸化や変性により，血管内に粥腫（じゅくしゅ）が生じることで，動脈硬化を促進し，それが脳梗塞につながります．

また，SASの患者さんではインスリン抵抗性が高まり，高血糖の悪化や合併症が起こりやすくなります．さらに，SASは夜間の低酸素血症や覚醒反応による交感神経の興奮，胸腔内圧低下による静脈血流増加などにより高血圧の要因となるばかりでなく，脳卒中の発症要因となります．これらも先に学習し，アセスメントに加えます．

表1　脳血管障害患者のアセスメントの視点とその根拠

領域	脳血管障害患者で不可欠な視点	根拠
健康知覚－健康管理	●脳梗塞による後遺症とその程度はどのようなものか ●機能の維持・悪化防止に努めているか ●併存疾患は適正にコントロールされてきたか ●危険の回避は可能か ●本人による管理が困難な場合，家族は管理できるか	●脳梗塞の部位と範囲により後遺症を生じることもある ●脳梗塞の基礎疾患のコントロールが悪いと再発する危険がある ●認知・知覚機能障害があると危険回避が困難となる ●運動障害，感覚障害，認知機能障害などにより転倒や身体損傷の危険性が生じる

rt-PA：recombinant tissue-type plasminogen activator, 遺伝子組み換え組織型プラスミノゲン・アクティベータ，アルテプラーゼ（rt-PA療法とは，血栓溶解薬であるアルテプラーゼの静脈注射を行う治療法のこと）
SAS：sleep apnea syndrome，睡眠時無呼吸症候群

応用編　事例展開をしてみよう！

領域	脳血管障害患者で不可欠な視点	根拠
栄養－代謝	●水分の摂取不足はないか ●貧血，低栄養状態にないか ●嚥下障害はあるか，その程度はどうか ●誤嚥の危険性はないか	●脱水は血液の粘性を高め，再発の要因となる ●貧血・低栄養状態は感染・皮膚損傷の要因となる ●摂食・嚥下にかかわる神経の障害により嚥下障害を生じる ●大脳深部皮質・大脳基底核の障害によりドーパミンの合成が減少し，頸部神経節で合成されるサブスタンスPが減少すると迷走・舌咽神経の知覚低下が起こり，嚥下反射が低下する ●嚥下障害は栄養摂取の阻害要因となり，また誤嚥から肺炎を起こしやすくなる
排　泄	●排尿・排便のコントロールができるか	●脳血管障害では，脳病変と麻痺などに伴う活動性低下で便秘を生じやすい（大腸通過時間の延長，直腸固有収縮の減弱，腹圧の減弱などによる） ●咀嚼・嚥下障害があると，食事内容の軟化により食物繊維と水分の摂取不足となり，便の縮小硬化を生じやすく，腸蠕動低下，排便反射を生じにくくなる ●脳血管障害では，神経因性膀胱（過活動膀胱）を生じることがある ●麻痺などによる活動性の低下，認知機能低下による尿意の認識低下があると機能性尿失禁を生じることもある
活動－運動	●麻痺・運動失調はあるか，その程度はどうか ●姿勢の異常・不随意運動はあるか，その程度はどうか ●呼吸器系・循環器系の障害はないか ●酸素化の障害を生じていないか ●ADL，IADLはどのようなレベルか	●脳損傷により運動機能障害を生じ，後遺症として残存することがある ●運動機能障害により活動性の低下を生じることがある ●脳血管障害の基礎疾患として循環器系疾患を持つことが多い ●誤嚥により肺炎を生じやすい ●循環器系疾患の管理が十分でないと，脳血管障害を再発することがある ●運動機能障害，高次脳機能の障害によりADLの低下を生じることがある
睡眠－休息	●睡眠・休息のパターンに問題はないか	●認知機能障害があると，環境の変化により睡眠パターンに変調をきたすことがある
知覚/認知	●認知機能障害はあるか，その程度はどうか ●感覚機能障害はあるか，その程度はどうか ●疼痛やしびれ感はないか	●脳損傷により認知・感覚機能障害を生じることがあり，後遺症として残存することがある ●視床痛や麻痺側の筋肉痛，拘縮に伴う疼痛，肩手症候群，肩関節周囲炎などによる疼痛を生じることがある ●麻痺側の上下肢，体幹部，顔面，口の周りなどに常時しびれを感じることがある
自己知覚－自己概念	【意思疎通がはかれる場合】 ●疾病・障害を生じた自己をどのように知覚しているか	●機能障害による生活や役割の変化により，自己像の修正が必要となる ●認知機能の障害により，自己知覚が障害（身体失認，病識失認）されることがある
役割－関係	●役割変更の必要性はあるか ●意思疎通がはかれる場合，役割変更への緊張はあるか ●コミュニケーション障害はあるか，その程度はどうか ●家族の疾病・障害の認知，役割変更への緊張，ストレス–コーピング，ストレス反応	●後遺症によっては役割変更の必要が生じる ●介護により家族の機能・役割に変更が必要となり，ストレスや葛藤を生じやすい ●言語中枢の障害により失語症を生じることがある ●運動中枢，運動神経路，錐体外路，小脳の障害により構音障害を生じることがある ●失語症・構音障害は後遺症として残存することがある
性－生殖	●性役割，性行動および満足感での問題はあるか	●麻痺や認知障害により性生活に障害を生じることもある
コーピング－ストレス耐性	【意思疎通がはかれる場合】 ●疾病・障害・治療をストレスと感じているか ●ストレスにはどのような対処法をとっているか ●どのようなストレス反応を示しているか（不適応ではないか）	●言語障害により意思疎通がはかりにくい状態ではストレスが高まりやすい
価値－信念	●生活信条・価値観と治療の対立はないか	●再発防止のために基礎疾患の生涯コントロールが必要である

ADL：activities of daily livings，日常生活動作
IADL：instrumental activities of daily livings，手段的日常生活動作

練習問題

表1にあげたアセスメントの視点を参考にし，Aさんのアセスメントをしていきます．次に示す表の「解釈・判断」の欄に記載してみましょう．また，統合アセスメントを文章で書いてみましょう．

正解例は次の表2, 3を参照してください．

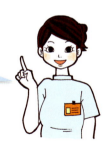

下の表に自分で記入していきましょう．
正解はすぐうしろに掲載しています．

領域	データ	解釈・判断
健康知覚－健康管理	●主訴：手足の力が入らない，ろれつが回らない ●入院目的：脳梗塞の治療，リハビリテーション，血糖コントロール ●入院までの経過：外来で血糖コントロール不良（HbA1c 10.8％，空腹時血糖248mg/dL）のため3度目の教育入院を予定していた．前日の11/29に左上肢の脱力感が出現し，11/30の朝には左下肢の脱力感，ろれつの回りにくさも出現した．家族とともに来院し入院となる ●既往歴 　• 48歳：糖尿病（NIDDM）の診断を受け，内服治療・食事療法を開始する 　• 54歳：血糖コントロール不良で教育入院，インスリン自己注射を開始する 　• 56歳：血糖コントロール不良で再教育入院，高血圧を指摘され内服開始する ●入院後の経過：入院後は酸素療法，抗凝固療法（アルガトロバン），頭蓋内圧亢進・頭蓋内浮腫治療薬（濃グリセリン・果糖注射液），脳保護薬（エダラボン注射液），消化性潰瘍用薬（ランソプラゾール），降圧薬（アダラートCR，カンデサルタンシレキセチル）の投与を行い，ベッドサイドリハビリテーションを開始した ●血糖コントロールは，ヒューマログミックス50を各食前15単位皮下注 ●睡眠時無呼吸症候群（SAS）に対してCPAP導入予定 ●医師からの説明：急性脳梗塞で右の大脳半球に広範な血流の低下がみられます．発症から時間が経っているので血栓溶解療法の適応にはなりません．血液を固まりにくくする薬を使って治療します．麻痺と嚥下・言語障害に対してはリハビリを行います	
栄養－代謝	●身長172cm，体重85.5kg，BMI 28.9．「糖尿病と診断されたときは95kgあり，ウォーキングを始めてから10kg減量した」 ●普段は普通食を摂取していた．1日3食摂取し，頻繁に外食していた ●ある日の食事： 　[朝食]ご飯300g，納豆または焼き魚，漬物 　[昼食]ラーメンまたは揚げ物定食 　[夕食]焼酎の炭酸割2杯，野菜炒めまたは餃子1皿 ●口腔内：齲歯，歯肉・口腔粘膜の変色・腫脹なし，適度に湿潤している ●嚥下：口唇が完全に閉鎖せず，左口角から軽度流涎あり ●口腔期に嚥下障害あり，嚥下訓練開始予定 ●経鼻胃管により経管栄養を実施している ●皮膚の乾燥，湿潤，発赤なし ●左上肢の手指に軽度浮腫がみられる ●検査データ（入院時/担当時）：WBC 5,600/6,800/μL，RBC 486/478/μL，Hb 14.5/14.2g/dL，Ht 44.2/41.8％，Plt 16.9/20.1万/μL，CRP 0.14/0.71mg/dL，PT 90.0/80.9％，Alb 4.0/3.8g/dL，BS 257/157mg/dL，HbA1c 10.5/10.1％，AST 22/32IU/L，ALT 20/35IU/L，γGTP 20/28IU/L，LDH 174/186IU/L，ALP 122/128IU/L，TC 162mg/dL，HDL-C 42mg/dL，LDL-C 120mg/dL，TG 51mg/dL	

BMI：Body Mass Index，肥満指数
NIDDM：non-insulin-dependent diabetes mellitus，非インスリン依存型糖尿病
CPAP：continuous positive airway pressure，持続式気道内陽圧呼吸

領域	データ	解釈・判断
排泄	● 排便パターン：1回/2〜3日，性状 硬便 ● 入院後3日目に1回排便あり ● 「ときどき市販の緩下剤を1〜2錠飲んでいる」 ● 入院後：酸化マグネシウム300mg/日使用 ● 排尿パターン：8回/日，夜間の排尿0回(入院後：尿意あり，ときどき失禁みられる) ● 検査データ(入院時/担当時)：BUN 28.9/16.6 mg/dL，Cr 0.63/0.75mg/dL，Na 143/142mEq/dL，K 3.8/3.7mEq/L，Cl 106/108mEq/L	
活動－運動	● 入院時バイタルサイン：体温36.6℃，心拍数76回/分(整)，血圧160/82mmHg，呼吸数18回/分(規則的) ● 担当時バイタルサイン：体温36.9℃，心拍数80回/分(整)，血圧140/78mmHg，呼吸26回/分(規則的) ● 活動後：心拍数90回/分，血圧148/80mmHg，呼吸数32回/分 ● 呼吸：胸郭の動き左右差なし，呼吸音清明，副雑音なし，SpO₂ 98%(Room air)，息苦しさなし ● 心音：過剰心音なし，心雑音なし，ECG洞調律，動悸・胸部不快感なし ● 四肢の動脈の触知可，四肢末梢チアノーゼなし ● ブルンストロームステージ(BRS)：左上肢Ⅲ・手指Ⅲ・下肢Ⅳ ● 利き手：右手，ROM：全可動域動く ● 構音障害あり，はっきり発音できない ● 担当時ADL 　● 食事：ゼリーの摂取を開始している．今後，嚥下食を開始予定 　● 排泄：ポータブルトイレまたは車椅子トイレで排泄する 　● 清潔：介助により清拭・機械浴を行う，歯磨きはセッティングすれば右手で可能 　● 整容：右手で髪をとかし，電気カミソリで髭をそることができる 　● 更衣：介助で更衣する，右下肢で腰上げはできる 　● 移動：軽介助でベッド⇔車椅子の移動を行う，歩行は不可	
睡眠－休息	● 発症前の睡眠時間：23：00〜6：00(7時間) ● 睡眠時無呼吸症候群(SAS)のため，熟睡感なし ● 入院中はSASに加えナースコールの音などが気になり熟睡できない	
知覚/認知	● 意識レベル：入院時JCS 2，担当時JCS 0 　GCS 3・4・6(13)，担当時15 ● 視覚：遠視，眼鏡使用で生活に支障はない，視野狭窄なし ● 追視可能 ● 聴力：ささやき声の聴取も可能 ● 味覚：舌左側の味が感じにくい ● 左上下肢の感覚の鈍さとしびれ感あり，疼痛なし ● 注意障害，左半側空間無視，左側身体失認あり	
自己知覚－自己概念	● 「糖尿病と診断されてから10kg痩せましたからね，まさかこんなになっちゃうなんて…，父親は心臓だったので，自分も心臓のほうかもしれないとは思ってはいたけど…，リハビリすれば元通りに戻りますよね？」 ● 視線を合わせて会話する	
役割－関係	● 職業：会社員(営業部長)，現在病気休暇申請中 ● 母親(83歳)と2人で暮らす．兄(60歳)は隣県で家族と生活している ● 母親は膝痛・腰痛があり，杖を使用している ● 今後の状況により介護保険の申請を検討する ● 構音障害があり，発語が聞き取りにくいがコミュニケーションはとれる	

ECG：electrocardiogram，心電図　　　BRS：Brunnstrom stage，ブルンストロームステージ　　　ROM：range of motion，関節可動域
JCS：Japan Coma Scale，ジャパン・コーマ・スケール　　　GCS：Glasgow Coma Scale，グラスゴー・コーマ・スケール

✎ **練習問題**

領域	データ	解釈・判断
性－生殖	●独身，子どもはいない	
コーピング －ストレス 耐性	●「眠れないこと，思うように動けないこと，しゃべれないことがストレス」 ●普段の対処行動：飲みに行ったり，たまに釣りに行ったりしている ●面会に来た母親に眠れないことを訴えている	
価値－信念	●「自分でやると決めたことはやる．だから，食事の節制はまだ本気になっていないってことだ」	

表3　統合アセスメント

> **応用編** 事例展開をしてみよう！

解答例

表2　Aさんのデータと解釈・判断

領域	データ	解釈・判断
健康知覚－健康管理	● 主訴：手足の力が入らない，ろれつが回らない ● 入院目的：脳梗塞の治療，リハビリテーション，血糖コントロール ● 入院までの経過：外来で血糖コントロール不良(HbA1c 10.8％，空腹時血糖248mg/dL)のため３度目の教育入院を予定していた．前日の11/29に左上肢の脱力感が出現し，11/30の朝には左下肢の脱力感，ろれつの回りにくさも出現した．家族とともに来院し入院となる ● 既往歴 　● 48歳：糖尿病(NIDDM)の診断を受け，内服治療・食事療法を開始する 　● 54歳：血糖コントロール不良で教育入院，インスリン自己注射を開始する 　● 56歳：血糖コントロール不良で再教育入院，高血圧を指摘され内服開始する ● 入院後の経過：入院後は酸素療法，抗凝固療法(アルガトロバン)，頭蓋内圧亢進・頭蓋内浮腫治療薬(濃グリセリン・果糖注射液)，脳保護薬(エダラボン注射液)，消化性潰瘍用薬(ランソプラゾール)，降圧薬(アダラートCR，カンデサルタンシレキセチル)の投与を行い，ベッドサイドリハビリテーションを開始した ● 血糖コントロールは，ヒューマログミックス50を各食前15単位皮下注 ● 睡眠時無呼吸症候群(SAS)に対してCPAP導入予定 ● 医師からの説明：急性脳梗塞で右の大脳半球に広範な血流の低下がみられます．発症から時間が経っているので血栓溶解療法の適応にはなりません．血液を固まりにくくする薬を使って治療します．麻痺と嚥下・言語障害に対してはリハビリを行います	● 自分が糖尿病で，内服治療のほか運動と食事の適正化が必要なことは理解できており，内服と運動は自己管理できている．しかし，普段の食生活ではカロリー，脂質，塩分の摂取過多が推察される．本人も食事のとり方が適正ではなく，改善が必要なことは理解できているが，具体的な改善方法を理解できているかどうかは不明である ● 運動によって体重は減少してきているが，いまだ肥満であり，これがSASや糖尿病および高血圧の悪循環の要因となっている ● 脳梗塞を起こしたことは認識してはいるが，脳梗塞の病態についての詳細な情報は持っていないことが予測される．また糖尿病，高血圧，SASとの関連は理解できておらず，予後についても認識できていない ● 上記の状況が続くと，それぞれの疾患の悪化，脳梗塞の再発，そのほか合併症の出現を生じる危険がある ● 病状の理解が十分でなく，脳梗塞による片麻痺によりバランスを崩す危険性があり，注意障害，左側空間無視，左側身体失認があることから，移動時に注意が及ばず転倒・転落や身体損傷の危険がある ┌─── 予測される問題 ───┐ 　#　非効果的健康維持 　#　転倒転落リスク状態 　#　身体損傷リスク状態
栄養－代謝	● 身長172cm，体重85.5kg，BMI 28.9．「糖尿病と診断されたときは95kgあり，ウォーキングを始めてから10kg減量した」 ● 普段は普通食を摂取していた．1日3食摂取し，頻繁に外食していた ● ある日の食事： 　[朝食]ご飯300g，納豆または焼き魚，漬物 　[昼食]ラーメンまたは揚げ物定食 　[夕食]焼酎の炭酸割2杯，野菜炒めまたは餃子1皿 ● 口腔内：齲歯，歯肉・口腔粘膜の変色・腫脹なし，適度に湿潤している ● 嚥下：口唇が完全に閉鎖せず，左口角から軽度流涎あり ● 口腔期に嚥下障害あり，嚥下訓練開始予定 ● 経鼻胃管により経管栄養を実施している ● 皮膚の乾燥，湿潤，発赤なし ● 左上肢の手指に軽度浮腫がみられる ● 検査データ(入院時/担当時)：WBC 5,600/6,800/μL，RBC 486/478/μL，Hb 14.5/14.2g/dL，Ht 44.2/41.8％，Plt 16.9/20.1万/μL，CRP 0.14/0.71mg/dL，PT 90.0/80.9％，Alb 4.0/3.8g/dL，BS 257/157mg/dL，HbA1c 10.5/10.1％，AST 22/32IU/L，ALT 20/35IU/L，γGTP 20/28IU/L，LDH 174/186IU/L，ALP 122/128IU/L，TC 162mg/dL，HDL-C 42mg/dL，LDL-C 120mg/dL，˜G 51mg/dL	● 運動を始めてから体重は減少しているが，いまだ肥満(Ⅰ度)である．原因として，カロリーの摂取過多が考えられる．この結果，血糖コントロールは不良である ● インスリン皮下注射により血糖値は入院時に比べ低下しているが，まだ目標値にはいたっていない．今後，リハビリテーションに伴い活動量が増え，経口摂取への移行で摂取が不十分だと低血糖を起こす危険もある ● 検査データとしては，血糖値以外のデータはほぼ基準範囲内であるが，嚥下障害があり，今後適切な栄養摂取ができないと，活動に見合った栄養状態を維持できないことが考えられる．また，注意障害があることから誤嚥のリスクもある ● 麻痺側上肢は循環障害により浮腫を生じている．血清アルブミン値は基準範囲内であり，悪化は考えにくいが，身体失認もあることから，皮膚損傷のリスクはある ● 食生活では塩分の過剰摂取も推察される．これが高血圧の悪化要因となりうる ┌─── 予測される問題 ───┐ 　#　過体重 　#　嚥下障害 　#　血糖不安定リスク状態
排泄	● 排便パターン：1回/2～3日，性状 硬便 ● 入院後3日目に1回排便あり ● 「ときどき市販の緩下剤を1～2錠飲んでいる」 ● 入院後 酸化マグネシウム300mg/日使用 ● 排尿パターン：8回/日，夜間の排尿0回(入院後：尿意あり，ときどき失禁みられる) ● 検査データ(入院時/担当時)：BUN 28.9/˜6.6 mg/dL，Cr 0.63/0.75mg/dL，Na 143/142mEq/L，K 3.8/3.7mEq/L，Cl 106/108mEq/L	● 排便は便秘傾向にある．要因として食事内容(食物繊維の摂取不足)や糖尿病による自律神経障害が考えられる．入院後は脳梗塞による神経障害(便意の知覚困難，腹圧をかけられない，蠕動運動の低下など)，活動量の減少なども加わり，より便秘になりやすい．便秘時の怒責は血圧上昇の要因となる ● 排尿はときどき失禁がみられている．原因として脳梗塞による切迫性尿失禁，または片麻痺による機能性尿失禁が考えられる ● 腎機能，電解質バランスは基準値範囲内であり，問題はない．入院時は脱水であり，脱水が脳梗塞の要因になったとも考えられる．現在は改善しているが嚥下障害があり，水分摂取が十分にできないと，血液の粘性が増し，再梗塞の要因となる ┌─── 予測される問題 ───┐ 　#　便秘リスク状態 　#　切迫性尿失禁

看護過程の解体新書　**109**

領域	データ	解釈・判断
活動ー運動	● 入院時バイタルサイン：体温36.6℃，心拍数76回/分(整)，血圧160/82mmHg，呼吸数18回/分(規則的) ● 担当時バイタルサイン：体温36.9℃，心拍数80回/分(整)，血圧140/78mmHg，呼吸26回/分(規則的) ● 活動後：心拍数90回/分，血圧148/80mmHg，呼吸数32回/分 ● 呼吸：胸郭の動き左右差なし，呼吸音清明，副雑音なし，SpO$_2$ 98%(Room air)，息苦しさなし ● 心音：過剰心音なし，心雑音なし，ECG洞調律，動悸・胸部不快感なし ● 四肢の動脈の触知可，四肢末梢チアノーゼなし ● ブルンストロームステージ(BRS)：左上肢Ⅲ・手指Ⅲ・下肢Ⅳ ● 利き手：右手，ROM：全可動域動く ● 構音障害あり，はっきり発音できない ● 担当時ADL 　・食事：ゼリーの摂取を開始している．今後，嚥下食を開始予定 　・排泄：ポータブルトイレまたは車椅子トイレで排泄する 　・清潔：介助により清拭・機械浴を行う，歯磨きはセッティングすれば右手で可能 　・整容：右手で髪をとかし，電気カミソリで髭をそることができる 　・更衣：介助で更衣する，右下肢で腰上げはできる 　・移動：軽介助でベッド⇔車椅子の移動を行う，歩行は不可	● 明らかな呼吸困難や発熱などの肺炎症状はみられない．体動後に呼吸数の増加があり，活動耐性の低下が考えられる ● 入院時は血圧の上昇がみられたが，入院後は薬によりコントロールされている ● 右中大脳動脈の閉塞により，運動神経が障害され片麻痺となっている．下肢に比べ上肢の麻痺の程度が重く，利き手の機能は保持できているが<u>日常生活全般に支障をきたしている</u> 予測される問題 ＃　セルフケア不足(排泄，入浴，更衣) ＃　移乗能力障害 ＃　歩行障害
睡眠ー休息	● 発症前の睡眠時間：23：00〜6：00(7時間) ● 睡眠時無呼吸症候群(SAS)のため，熟睡感なし ● 入院中はSASに加えナースコールの音などが気になり熟睡できない	● SASが睡眠障害を引き起こしている．そればかりでなく，高血圧や血糖コントロール不良，脳梗塞の要因になっていると考えられる．CPAPの導入が予定されているので，それにより改善が見込まれる
知覚/認知	● 意識レベル：入院時JCS 2，担当時JCS 0 ● GCS 3・4・6(13)，担当時15 ● 視覚：遠視，眼鏡使用で生活に支障はない，視野狭窄なし ● 追視可能 ● 聴力：ささやき声の聴取も可能 ● 味覚：舌左側の味が感じにくい ● 左上下肢の感覚の鈍さとしびれ感あり，疼痛なし ● 注意障害，左半側空間無視，左側身体失認あり	● 入院時は軽度の意識障害があったが，現在は改善している．しかし，注意障害があり，これが疲労感，危険の回避困難の要因となったり，効果的にリハビリテーションが進まないことも予測される ● 顔面神経の障害により味覚障害を生じている．今後，経口摂取をする際の阻害要因となりうる ● 左上下肢の感覚障害を生じており，身体失認もあることから外傷や皮膚損傷の要因となる．<u>左半側空間無視</u>は身体損傷や日常生活行動の遂行上阻害要因となる ● 視覚・聴覚に問題はない 予測される問題 ＃　半側無視
自己知覚ー自己概念	「糖尿病と診断されてから10kg痩せましたからね．まさかこんなになっちゃうなんて…．父親は心臓だったので，自分も心臓のほうかもしれないとは思ってはいたけど…．リハビリすれば元通りに戻りますよね？」 ● 視線を合わせて会話する	● 減量したことが成功体験となり，自己効力感が高まったところでの脳梗塞発症であるため，まだ現実感がない．受け入れまでには時間を要すると考えられる
役割ー関係	● 職業：会社員(営業部長)，現在病気休暇申請中 ● 母親(83歳)と2人で暮らす．兄(60歳)は隣県で家族と生活している ● 母親は膝痛・腰痛があり，杖を使用している ● 今後の状況により介護保険の申請を検討する ● 構音障害があり，発語が聞き取りにくいがコミュニケーションはとれる	● 構音障害はあるが，言語的コミュニケーションは可能である ● 後遺症が残った場合，これまでの社会的役割を果たせなくなることが考えられる ● 母親との2人暮らし，母親は高齢で健康障害があるため，後遺症の程度によっては介護が困難になることが予測される
性ー生殖	● 独身，子どもはいない	● 現在，とくに問題はない．後遺症によっては性行為に影響を及ぼすことが考えられる
コーピングーストレス耐性	「眠れないこと，思うように動けないこと，しゃべれないことがストレス」 ● 普段の対処行動：飲みに行ったり，たまに釣りに行ったりしている ● 面会に来た母親に眠れないことを訴えている	● 脳梗塞による症状や不眠がストレスとなっており，母親と話すことで情緒的コーピングをはかっているが，十分とはいえない．今後，自分の考えるように症状が改善されないとさらにストレスが高まることが考えられる
価値ー信念	「自分でやると決めたことはやる．だから，食事の節制はまだ本気になっていないってことだ」	● 1度決めたことを遂行するという信念は今後の健康管理の強みとなると考える

応用編　事例展開をしてみよう！

表3　統合アセスメント

　糖尿病発症後，運動療法によって減量はできてきているが，SAS，食事の管理が不十分で血糖コントロールができていないことにより動脈硬化が進展し，脳梗塞を生じたと考えられる．脱水が要因になったとも考えられる．

　右中大脳動脈の閉塞により支配領域の脳梗塞をきたし，左片麻痺，構音障害，嚥下障害，左側の感覚障害，味覚障害と注意障害，左半側空間無視，左側身体失認などの高次脳機能障害を生じている．また，神経因性膀胱により切迫性尿失禁を生じている．片麻痺，感覚障害に加え，高次脳機能障害により日常生活行動が阻害されており，転倒・転落を生じる危険性がある．

　混合型インスリンを使用して血糖コントロールを行っ

ていることから，今後，リハビリテーションにより活動量が増加し，経口摂取に移行して十分な食事摂取ができないと低血糖を生じる危険性もある．

　以上のことから，移乗能力障害，セルフケア不足（排泄，入浴，更衣），嚥下障害，切迫性尿失禁，転倒転落リスク状態，血糖不安定リスク状態を問題として取りあげる．

　半側空間無視は日常生活行動の阻害要因，転倒・転落の危険因子とする．歩行障害は，車椅子への移乗動作の確立，歩行訓練の進行によって取りあげることとする．また，入院前の食生活の管理不足は退院の目途が立った時点で取りあげる．便秘リスク状態は，緩下剤によるコントロール状況をみて，取りあげるかどうか検討する．

Aさんのデータと解釈・判断

　表2に情報収集と，解釈・判断の例を示しました．アセスメントにより，いくつかの問題点が浮かびますが，それらすべてを問題点として取りあげるわけではありません．

　事例の場合は，脳梗塞発症前の生活習慣が適正ではなく，その継続は再発の要因になりますが今すぐ介入するのは現実的ではありません．Aさんは，今後，回復期リハビリテーション病棟またはリハビリテーション病院に転院することが考えられます．「退院時指導は入院時から始める」といわれますが，片麻痺や嚥下障害の回復や体重の変化を把握し，実際にどのような状態で自宅に帰

るのかが明らかにならないと，退院後の食事や運動の具体的な指導はできません．そこで，生活習慣の問題は，今すぐに介入すべき問題とはしません．

　また，注意障害，左半側空間無視，左側身体失認という高次脳機能障害は，それがあることによって日常生活が阻害されたり，転倒・転落，身体損傷などの危険につながるため，関連因子や危険因子とします．

　片麻痺患者がADLを向上していく過程では，転倒が避けられない場合もあります．その場合は，絶対に転倒させないということではなく，身体損傷を生じさせない方向で援助するように変えていくことも考えられます．

看護過程の解体新書　111

情報関連図

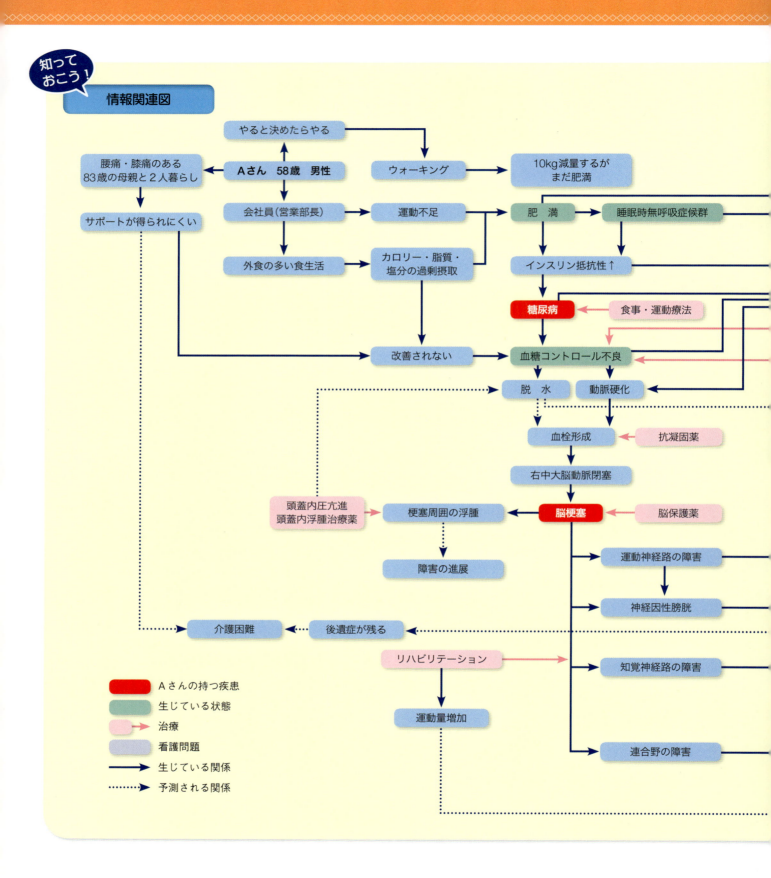

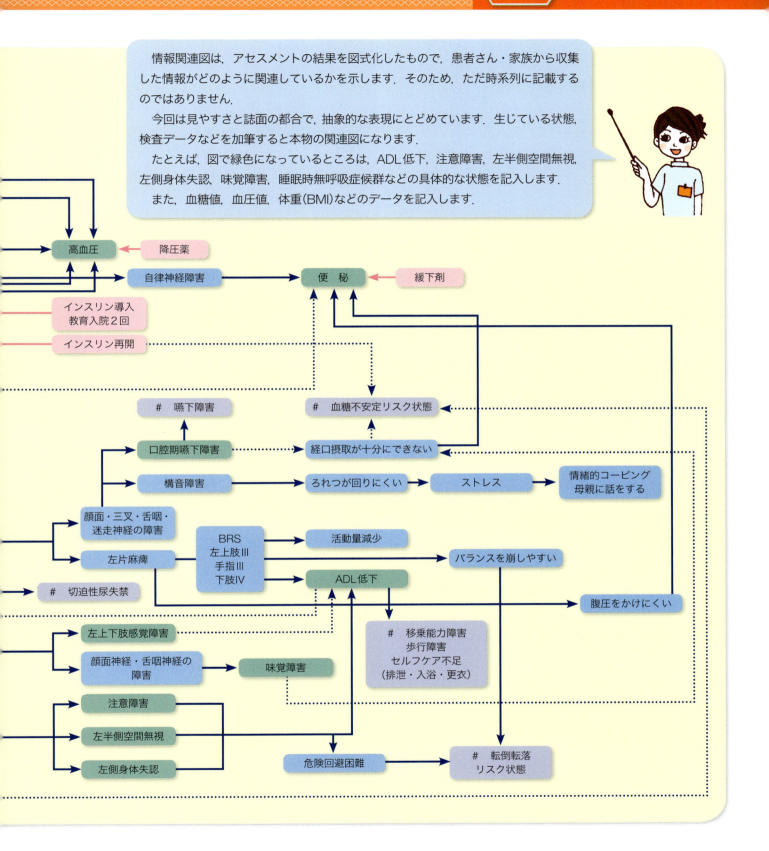

❷問題点の抽出

表4に，Aさんの目標と問題リストを示します．

脳梗塞の急性期は，まだ症状が流動的で，どこまで回復するのかわかりません．患者さん本人や家族は元の状態に戻りたいと思い，また戻れると思っているため，患者さん・家族の希望や目指すところが現実的でないこともあります．

したがって，患者さん・家族の意思を尊重するとはいえ，医療専門職の判断も含めて設定することが必要です．そのため，今回の目標の設定は曖昧になっています．リハビリテーションチームでゴール設定を行い，それをふまえて看護として，何をどこまで目指すのか目標を具体的に設定します．

取りあげる問題は先に説明した通りです．「移乗能力障害」を1番としたのは，移乗動作が確立することで，生活範囲が広がり，ほかのADL向上の要因になると考えたからです．しかし，ゴールが車椅子で生活することではないなら，経過をみて「歩行障害」に変えていく必要があります．今回の事例では看護計画立案後1週目の評価により，「移乗能力障害」を中止し，「歩行障害」をあげることになりました．

患者さんによっては，失禁による精神的苦痛や自尊心の低下のほうが，より優先すべき問題である場合もあります．そこは，患者さん・家族の状態により検討します．

表4　Aさんの目標と問題リスト

■**目標**：障害された機能が回復し，日常生活活動が向上する．
■**問題リスト**

月日	問題番号	問題ラベル
12月12日	#1	左片麻痺に関連した移乗能力障害　　12/19中止
12月12日	#2	左片麻痺，左半側空間無視に関連したセルフケア不足（排泄，入浴，更衣）
12月12日	#3	脳梗塞による仮性球麻痺に関連した嚥下障害
12月12日	#4	脳梗塞による神経障害に関連した切迫性尿失禁
12月12日	#5	転倒転落リスク状態
12月12日	#6	血糖不安定リスク状態
12月19日	#7	左片麻痺に関連した歩行障害

❸看護計画の立案

表5は看護計画の一部です．看護計画は，日々の評価により修正を行います．

表5にあるように，12月15日の評価により，注意障害への対応を追加しました．また，看護計画そのものの評価日を1週間後（12月19日）に設定しました．12月12～19日までの経過から期待される成果に到達したか

どうかを評価し，看護計画を継続するかを検討します．

検討した結果は，問題解決，期待される成果の再設定と計画の修正，具体策の修正，継続のいずれかになると思います．今回は，問題解決として看護計画を終了し，別の問題点に移行し，看護計画を立案し直します．

114

応用編　事例展開をしてみよう！

表5　看護計画

■**問題点**：＃1 左片麻痺に関連した移乗能力障害
　期待される成果：安全・確実に移乗動作を実施できる．（12/12立案，評価日 12/19）

	具体策	実施・評価
O-plan	**1．移乗の状態** ①座位バランスがとれるか ②非麻痺側（右側）上下肢を使って立位をとることができるか ③立位バランスがとれるか ④非麻痺側（右側）上肢で車椅子の肘掛けを把持し，麻痺側（左側）下肢を軸に回転できるか ⑤車椅子座面の適切な位置に座ることができるか ⑥非麻痺側（右側）上肢で車椅子の肘掛けを把持し，立位をとることができるか ⑦非麻痺側（右側）上肢を車椅子の肘掛けからベッド柵に移し，非麻痺側（右側）下肢を軸に回転できるか ⑧ベッドの適切な位置に座ることができるか **2．車椅子操作・乗車中の状態** ①麻痺側（左側）のストッパーのかけ忘れはないか ②麻痺側（左側）のフットサポートの上げ下げはできているか ③麻痺側（左側）の上肢が肘掛け内に入っているか ④麻痺側（左側）の下肢がフットサポートの上に乗っているか **3．上下肢の麻痺の回復状態，筋力** ①麻痺の回復状態はBRSで評価する ②非麻痺側の筋力はMMTで評価する **4．注意障害の回復状態：注意障害の行動観察評価（BAAD）で評価する** ①活気がなくボーっとしている ②動作中じっとしていられない，多動で落ち着きがない ③動作に集中できず，容易にほかのものに注意がそれる ④動作のスピードが遅い ⑤同じことを2回以上指摘されたり，同じ誤りを2回以上することがある ⑥動作の安全性への配慮ができない，安全確保ができていないのに動作を開始しようとする **5．左半側空間無視の回復状態** ①左側への注視ができるか ②左上下肢の認識は可能か ③左側からの声掛けに注意が向くか ④左側にあるものを探すことができるか ⑤左側にある曲がり角，入り口に気づくことができるか ⑥左側にぶつかることはないか	**12/19** **S**：ふらつかなくなったし，車椅子への移動は，見ていてもらうだけで，自分でできます． （病院での運動について，やり過ぎないように話すと）わかってますよ．疲れるまでやると麻痺の回復が遅れたり，痛みが出たりするんですよね．PTさんから言われました． **O**：BRS　左上肢Ⅲ，手指Ⅲ，下肢Ⅳ 非麻痺側上下肢の主要な筋のMMT 5 ステートのチューブの真ん中を握るように言うと，中央よりも右側を握る．声をかけると，すぐに動作に移れるが，車椅子に移乗するとき，同室者が大きな声を出したり，病室に出入りすると，そちらに目が向いて動作が止まってしまうことがある． 座位バランス・立位バランスは保持できる．麻痺側（左側）下肢の膝折れはほとんどなく，ゆっくりなら下肢の移動も可能． 車椅子移乗は手順通りにできる．ときどき，左側のストッパーをかけるのが遅くなり，看護師から声をかけられている．左手の位置を，自分の右手で整えている． リハビリテーションチームでは，ゴールとして杖歩行による自宅復帰を設定し，PTでは平行棒内の歩行を開始している． 病室で車椅子乗車しているときに，下肢の運動をしている．PTから言われたことを行っている． **評価**：車椅子への移乗は，完全ではないがほぼ見守りで可能となっている．車椅子は歩行ができない期間は実際的な移動手段となるが，ゴールが杖歩行であり，歩行訓練も開始されていることから，「左片麻痺に関連した移乗能力障害」は問題解決とし，「歩行障害」を問題点として取りあげる．
T-plan	**1．移乗の介助** ①車椅子は非麻痺側（右側）・頭側にベッドに対して20〜30°の位置に設置する ②ブレーキを確認する ③必要時，端座位になったAさんの腰部を支える ④麻痺側下肢を前に，非麻痺側下肢を後ろに引いて，前傾姿勢をとるように非麻痺側踵に体重を移動して立ち上がってもらう．必要時，殿部を支える ⑤麻痺側（左側）の膝折れ，足部の滑り出しに注意する．必要時，看護師の膝と足で支える ⑥立位が安定したら，非麻痺側（右側）の上肢を肘掛けに移動し，非麻痺側（右側）下肢を車椅子のほうへ移動するよう誘導する ⑦反時計方向へ回転し，座面に座るよう殿部を回して誘導する ⑧ベッドに戻る場合は，非麻痺側（右側）・足側に20〜30°の位置に設置する ⑨移乗方法および介助方法は，PT・OTでの訓練方法を反映させる **2．車椅子乗車中の安全の確認** ①移乗時，移送・自走時はブレーキを確認し，かけはずしを促す ②移乗時，フットサポートの位置を確認し，上げ下ろしを促す ③移送・自走時，フットサポートに麻痺側（左側）の足部が乗っていることを確認し，乗せるよう促す ④麻痺側（左側）の上肢の位置を確認し，適切な位置に置くよう促す． **3．上下肢の麻痺の回復促進，非麻痺側の筋力維持** ・PT・OTから指示されたメニューを行う **4．注意障害への対応** ①移乗動作に集中できるように，環境を整える（他者の動きや音が入らないようにする） ②注意がそれたら，声掛けをする（12/15追加） **5．左半側空間無視への対応** ①左側への無視が強い時期（認識が真ん中までいたっていない）は右側から声をかける ②右側の認識ができるようになってきたら（真ん中より左側も認識される）左側から声をかける ③車椅子の肘掛け，ブレーキ，フットサポートの左側に印をつける	

O-plan：Observation Plan，観察計画　　T-plan：Treatment Plan，治療計画
PT：Physical Therapy，理学療法　　MMT：manual muscle test，徒手筋力テスト
OT：Occupational Therapy，作業療法　　BAAD：Behavioral Assessment of Attentional Disturbance，注意障害の行動観察評価

❹ 経過記録（SOAPによる）

　表6は経過記録の一部です．初期計画を行った12月12日時点から優先順位が変化していれば，変化した優先順位順に記録をすると患者さんの状態がわかりやすくなります．また，日々の評価により，看護計画の継続・中止・修正を結論づけ，看護計画に反映させます．

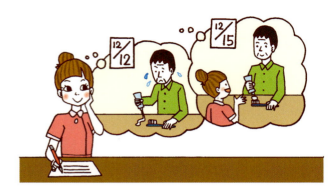

S：Subjective data，主観的情報　　O：Objective data，客観的情報
A：Assessment，アセスメント　　　P：plan，計画

表6　経過記録

日時	実施	評価
12/15	#2　左片麻痺，左半側空間無視に関連したセルフケア不足（入浴） 8：30　口腔ケアセッティング S：片手で歯磨き粉をつけるのもだいぶ慣れた O：左手をオーバーテーブルの上に右手で置き，歯磨き粉のチューブを押さえて，右手でキャップを取る．歯ブラシを左手で押さえ，右手で歯磨き粉をつける．左側の口角からやや水が漏れる．左側の磨きが右側に比べ少ないため，声をかける． 10：00　シャワーキャリーを用いて，シャワー浴を行う S：さっぱりしたけど，疲れました O：右手でタオルを使い，手の届く範囲は自分で洗っている．背部・下肢を介助で洗う．シャワーの操作を片手で行い，シャワーヘッドが動いて湯が飛びはねる	A：口腔ケアはセッティングすればほぼ1人で可能であるが，左半側空間無視のため左側を磨く頻度が右側より少ない P：必要時，左側に注意が向くように声をかけることを継続する A：まだ，シャワー浴の手順には慣れていない．使用物品により自分でできる範囲に限界がある P：ループ付きタオルか柄付きブラシを使用して，洗える範囲を拡大する．シャワーヘッドを壁に掛けてから湯を出すように声をかける
	#1　左片麻痺に関連した移乗能力障害 9：00　車椅子⇔トイレの移乗介助 S：手すりを使えば移ることはできますが，トイレはズボンと下着の上げ下げが入るから，それがまだうまくできない O：左片麻痺患者用のトイレを使用する．右手でトイレの手すりを持ち立位をとってもらっている間に，介助でズボンと下着を下げる．自分で回転して便座に座る．排泄後も逆の手順で車椅子に戻る 9：15，12：45　車椅子からベッドへの移乗介助 S：車椅子から立ち上がるほうがベッドから降りるより力がいるね O：ベッド右側足元に車椅子をつける．左側のブレーキをかけるのが遅くなり，声をかける．右手で肘掛けを押して立ち上がり，右手をベッド柵に持ち変えて立位をとる．回転時，左足がやや残る 11：00，13：50　ベッドから車椅子への移乗介助 S：車椅子へうつることにはだいぶ慣れました O：移乗の手順を聞くと，車椅子を指差しながら答える．立位になったところで，同室者が看護師を呼ぶ声に反応し，ややふらつく．うまく回転し，座面に座る．左足をフットサポートに乗せる際，右手で持ち上げている （ほかの問題点については省略）	A：移乗動作自体は手順を理解し，ほぼ適切に実施できる．刺激により注意がそれること，左のブレーキが遅れることがあり，安全・確実な移乗動作という点では，まだ期待される成果にいたっていない P：移乗時，集中できるように配慮すること，左半側無視に留意することを継続する．<u>途中で注意がそれたら声掛けして集中できるようにすることを追加する</u>

MEMO

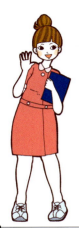

索 引

● 欧文 ●

Alfaro-Lefevre, R.
　　　　　　 13, 54, 56, 94, 97
Carpenito-Moyet, L. J. ･･･････ 55
Collaborative Problem ･･････ 54, 55
Cue data ･･････････････ 15, 63
Education plan ･･････････ 70
E-P ･･･････････････ 70, 71
Goal ･･････････････ 67
Gordon, M. ･････････ 26, 42, 53
Henderson, V. ･････････ 22, 53
Lazarus, R. S. ･････････ 46
Medical Diagnosis ･･･････ 54
Multidisciplinary Problem ･･･ 54
NANDA-I ･･････ 11, 54, 56, 58, 72
NIC ･･････････････ 11, 72, 75
NOC ･･････････････ 11, 72
NOC-NICのリンケージ ･････ 72
Nursing Diagnosis ･･･････ 54
Objective Data ･･･････ 31
Observation plan ･･･････ 70
O-P ･･･････････････ 70
Orem, D. E. ･･･････････ 22
Outcome ･･････････････ 68
PC ･･･････････････ 55
PONR ･･･････････････ 87
POS ･･･････････････ 87
Potential Complications ･･･ 54
Roy, S. C. ･･･････････ 22
SOAP ･･･････ 87, 88, 96, 116
Subjective Data ･･･････ 31
T-P ･･･････････････ 70, 71
Treatment plan ･･･････ 70

● あ ●

アウトカム･･･････････ 68
アセスメント･･･ 14, 15, 38, 98, 104
アセスメントの視点･･････ 39, 43
アルファロ･･････ 13, 54, 56, 94, 97
医学的診断･･･････････ 54

ウェルネス問題･･･････ 56, 57
エデュケーション・プラン･･････ 70
援助の効果･･･････････ 100
オブザーベーション・プラン･･･ 70
オブジェクティブ・データ･･････ 31
オレム･･･････････ 22

● か ●

解釈・判断･････････ 39, 109, 111
解釈・判断記載時の注意･･････ 41
カルペニート･･･････････ 55
看護介入分類･･････････ 11, 72
看護過程･･････････ 8, 9, 10
看護過程全体の評価･･･････ 97
看護過程の構成要素･･･ 13, 14, 15
看護業務基準･･･････････ 10
看護記録･･･････････ 86
看護記録の開示に関するガイドライン
　　　　　　　　　 86
看護計画･･･････････ 66, 114
看護計画の修正･･･････ 82
看護計画の終了／継続･･･ 97, 102
看護サマリー･･･････････ 101
看護上の問題の種類･･･････ 56
看護診断･･････ 11, 14, 15, 54, 58
看護診断の軸･･･････ 59
看護診断ラベル･･･････ 56, 58
看護成果分類･･････････ 11, 72
看護の基本となるもの･･･ 22, 23, 39
看護問題･･･････････ 39
看護理論･･･････ 22, 100
観察計画･･･････ 70
関連因子･･･････････ 40
期待される成果･･･････ 68, 96, 97
期待される成果に対する到達度･･･ 102
機能的健康パターン
　　　　　 26, 42, 53, 56, 104
客観的情報･･･････ 31
キュー情報･･･････ 15, 63
教育・指導計画･･･････ 70, 71

共同問題･･･････････ 54, 55
記録･･･････････ 80
記録の書き方･･･････ 86
クリティカルシンキング･･･････ 14
クリティカル・パス･･･････ 76
経過記録･･･････ 116
計画･･･････ 14,15, 99
結論･･･････ 14
健康信念モデル･･･････ 46, 100
健康問題･･･････ 54
顕在的な問題･･･････ 16, 56, 57
行動計画･･･････ 85
広範囲理論･･･････ 100
ゴードン･･････ 26, 42, 53, 104
コーピング･･･････ 46
ゴール･･･････ 67

● さ ●

サブジェクティブ・データ･･････ 31
事実･･･････ 14
実在する問題･･･････ 56, 57
実施･･･････ 14, 15, 80, 99
実施方法の評価･･･････ 95
実施前の判断･･･････ 81
指標･･･････ 74
主観的情報･･･････ 31
状態の変化の評価･･･････ 95
小範囲理論･･･････ 100
情報関連図･･･････ 112
情報収集･･･････ 15, 20, 104
情報収集の目的･･･････ 21
情報収集の枠組み･･･････ 22
情報の解釈・判断･･･････ 38
情報の記録･･･････ 34
情報の取捨選択･･･････ 34
事例展開･･･････ 104
シンドローム型･･･････ 58
推論･･･････ 14, 47
スキーマ･･･････ 20, 21
ステップバイステップ法･･･････ 100

ストレスコーピング理論 ……… 46	ニック ……………… 11, 72, 75	問題志向型システム ……… 87
ストレッサー ………………… 46	ノック ………………… 11, 72	問題点の確定 ……………… 64
成果 …………………………… 68		問題点の抽出
成果到達／未到達 ………… 102	● は ●	… 14, 15, 52, 53, 59, 63, 98, 114
潜在的合併症 …………… 54, 70	評価 ……………… 14, 15, 94	問題の表現方法 ………… 57, 58
潜在的な問題 ………… 16, 56, 58	標準看護計画 …………… 55, 76	
総合アセスメント ………… 111	フォーカスチャーティング …… 87	● や ●
ソープ ……………………… 87, 96	ブランスフォード ………… 13	優先順位 …………………… 53
	米国における看護過程 …… 10	
● た ●	ヘルスプロモーション型 …… 58	● ら ●
退院・転院時の評価 ……… 101	ヘルスプロモーション型看護診断 … 56	ラザルス …………………… 46
多職種との協働が必要な問題 … 54, 55	ヘンダーソン …………… 22, 53	リスク型 …………………… 58
中範囲理論 ………… 30, 44, 100	報告 ………………………… 90	リンケージ ………………… 72
直接的援助計画 …………… 70, 71	ポリア ……………………… 13	倫理的問題 ………………… 91
デューイ …………………… 13		ロイ ………………………… 22
統合アセスメント ………… 111	● ま ●	
トリートメント・プラン ……… 70	マグネット・ホスピタル …… 10	● わ ●
	目標 ………………………… 67	ワラス ……………………… 13
● な ●	問題解決法 ………………… 12	
ナンダ-アイ ……… 11, 54, 56, 58, 72	問題志向型看護記録 ……… 87	

Keyword 一覧

- NANDA-I, NOC, NIC ……… p.11
- クリティカルシンキング ……… p.14
- 中範囲理論 ………………… p.30
- 健康信念モデル …………… p.46
- ストレスコーピング理論 …… p.46
- 共同問題 …………………… p.55
- 標準看護計画 ……………… p.55
- 看護診断ラベル …………… p.58
- PONR（問題志向型看護記録）… p.87
- フォーカスチャーティング …… p.87

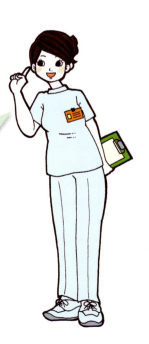

以下に練習問題があるので，ぜひ解いてみてくださいね！

第2章	アセスメント 情報収集 ……………… p.32
第3章	アセスメント 情報の解釈・判断 … p.44～45
第4章	問題点の抽出（診断）……………… p.62
第5章	看護計画の立案 …………………… p.77
第6章	実施（記録）………………………… p.88
第7章	評価 ………………………………… p.103
応用編	事例展開 ………………… p.106～108

Nursing Canvas Book 2
看護過程の解体新書

2015年 3月 5日	初 版 第1刷発行
2021年 5月14日	初 版 第9刷発行

編　　著	石川　ふみよ
発 行 人	小袋　朋子
編 集 人	増田　和也
発 行 所	株式会社 学研メディカル秀潤社 〒141-8414　東京都品川区西五反田2-11-8
発 売 元	株式会社 学研プラス 〒141-8415　東京都品川区西五反田2-11-8
印刷・製本所	凸版印刷株式会社

この本に関する各種お問い合わせ
【電話の場合】
● 編集内容についてはTel 03-6431-1231（編集部）
● 在庫については Tel 03-6431-1234（営業部）
● 不良品（落丁，乱丁）については Tel 0570-000577
学研業務センター
〒354-0045　埼玉県入間郡三芳町上富 279-1
● 上記以外のお問い合わせは学研グループ総合案内 0570-056-710（ナビダイヤル）
【文書の場合】
● 〒141-8418　東京都品川区西五反田2-11-8
　学研お客様センター
　　『Nursing Canvas Book 2　看護過程の解体新書』係

©F. Ishikawa 2015.　Printed in Japan
● ショメイ：ナーシングキャンバスブックニ カンゴカテイノカイタイシンショ
本書の無断転載，複製，頒布，公衆送信，翻訳，翻案等を禁じます．
本書を代行業者等の第三者に依頼してスキャンやデジタル化することは，たとえ個人や家庭内の利用であっても，著作権法上，認められておりません．
本書に掲載する著作物の複製権・翻訳権・上映権・譲渡権・公衆送信権（送信可能化権を含む）は株式会社学研メディカル秀潤社が管理します．

JCOPY〈出版者著作権管理機構委託出版物〉
本書の無断複写は著作権法上での例外を除き禁じられています．複写される場合は，そのつど事前に，出版者著作権管理機構（電話 03-5244-5088，FAX 03-5244-5089，e-mail：info@jcopy.or.jp）の許可を得てください．

本書に記載されている内容は，出版時の最新情報に基づくとともに，臨床例をもとに正確かつ普遍化すべく，著者，編者，監修者，編集委員ならびに出版社それぞれが最善の努力をしております．しかし，本書の記載内容によりトラブルや損害，不測の事故等が生じた場合，著者，編者，監修者，編集委員ならびに出版社は，その責を負いかねます．
　また，本書に記載されている医薬品や機器等の使用にあたっては，常に最新の各々の添付文書や取り扱い説明書を参照のうえ，適応や使用方法等をご確認ください．
株式会社 学研メディカル秀潤社